KB175021

부부가 함께 읽는 태교의 고전

태교
신기

胎 教 新 記

배 속의 자식과 어머니는
혈맥이 붙어 이어져 숨 쉼에 따라 움직이므로
그 기쁘며 성내는 것이 자식의 성품이 되고,
듣는 것이 자식의 기운이 되며,
마시며 먹는 것이 자식의 살이 되니,
어머니 된 이가 어찌 유의하지 않으리오.

- 본문 중에서

부부가 함께 읽는 태교의 고전

태교
신기

胎 敎 新 記

원저 **사주당** · 편저 **최희석**

『태교신기』 해설서를 내면서

『태교신기』는 1800년경 조선 정조 때의 여성 사주당師朱堂 이씨李氏가 한문으로 짓고 사주당의 아들 유경柳儆이 한글로 해석한, 태교에 관한 책이다.

이 책이 오늘날까지 널리 읽히는 이유는 미처 알지 못했던 태교의 중요성을 일깨워 주고, 태교를 해야 하는 이유와 태교의 구체적인 방법 등을 자세히 기록하고 있기 때문이다. 오늘날의 시각으로 보면 일부 비과학적인 부분이나 현실에 맞지 않는 면도 있지만, 지금보아도 합당한 태교의 전반적인 내용과 태교의 실제적인 실천 방안을 자세히 담고 있다.

현대 의학은 꾸준히 발전되어 왔지만 아직도 임신과 태교에 대해서는 미흡한 부분이 적지 않다. 그리고 여전히 태교의 중요성과 가치가 강조되고 있기 때문에 이를 해소하는 데에 이 책이 어느 정도 역할을 할 수 있을 것이다.

이 책은 무엇보다 임신이 가지는 의미의 중요성을 여러 번 강조하여 지적하고 있으며, 그 가운데 임신부의 자세도 강조하는데 그 대목을 관심 있게 살펴보길 바란다.

필자는 한의사로 일하며 임신이나 불임不姙에 관련하여 진료를 하면서 환자들을 위해 입태入胎와 임신 과정의 중요성을 주지시키고 싶었고, 단순한 태교 방법 이외에도 전할 바가 있어 『태교신기』의 해설을 덧붙이게 되었다.

최근 우리 사회는 결혼을 기피하거나 결혼을 하더라도 아이를 원하지 않는 사람들이 많아졌다. 하지만 태어난 이후 자녀의 교육에서는 세계 어느 나라 못지않게 정성을 다

한다. 물론 후천적인 자녀 교육은 중요하다. 하지만 태어 난 이후에 향상될 수 있는 능력은 한계가 있다. 이 책에 나 오는 '어진 스승의 십 년 가르침이 어머니 열 달의 가르침 만 같지 못하다賢師十年之訓 未若母氏十月之敎'라는 내용을 깊 이 숙지한다면 무엇을 중시해야 할지 알 수 있을 것이다.

　나는 아이를 갖기 전부터 태교의 중요성을 깨닫고 첫아 이 때부터 실천하였지만 깊이 있게 알지 못하여 정성을 다 하지 못했다. 막내 아이까지 낳고 기르는 과정에서야 깊이 알게 되었으니, 후대 사람들이 태교의 중요성을 숙지하여 정성을 다하길 두 손 모아 바란다. 또한 이 책이 사랑하는 자녀와 후대들이 건강하게 성장하여 결혼을 하였을 때 입 태를 위한 작은 길잡이가 되었으면 하는 바람이다.

항상 애정 어린 지도를 해주시는 이기남 교수님과 원광
대학교 교수님들께 감사드린다. 사랑하는 아내, 그리고 자
녀들을 힘써 키우다 돌아가신 아버님, 변함없이 한마음으
로 양육해 주신 어머님께 이 책을 바친다.

2008년 4월 1일

빛고을에서 *최희석*

이기남
전) 원광대학교 한의대 학장, 예방의학과 주임교수

예부터 교육은 나라의 백년지계百年之計라 하였다. 많은 나라에서 인재 양성을 위한 훌륭한 교육제도를 두고 있으며 우리나라 또한 세계에서 가장 높은 교육열을 바탕으로 영재교육과 평생교육 제도를 실시하여 우수한 인재를 발굴, 양성하고 있다. 그런데 정작 생명과 교육의 바탕이 되는 태교는 소홀히 하는 경향이 있어 왔다.

『태교신기』의 '어진 스승의 십 년 가르침이 어머니 열 달의 가르침만 같지 못하다'라는 구절은 평생교육에서 태교가 얼마나 중요한지 그리고 올바른 태교의 필요성을 짐작하게 한다. 아직 우리나라는 태교에 대한 정책적인 연구와 지원이 전무한 실정이지만 오늘날 태교의 관심이 높아지고 중요성이 강조되고 있는 것은 바람직한 현상이라고 본다.

『태교신기』는 우리나라뿐만 아니라 세계에서 유래를 찾아보기 힘든 태교의 고전으로서, 비록 당시 시대의 한계로 말미암아 비과학적인 면도 포함되어 있지만 태교를 연구하거나 태교에 관심을 두고 시행하려는 사람이라면 꼭 읽어보아야 할 양서라고 할 수 있다.

태교를 함으로써 얻어지는 성과는 단지 태아의 건강과 지적 능력 함양에만 있지 않고 생명의 소중함을 되새김함으로써 나아가 이웃과 자연을 사랑하는 마음으로 이어질 수 있고, 부모 스스로도 삶의 의미와 가치를 재정립하는 좋은 계기가 될 수 있다.

저자는 본 대학 대학원생으로 석·박사를 이수하면서 끊임없는 학문 연구와 남다른 임상 실천을 통해 한의학의 과학화와 현대화를 위해서 노력하여 왔다. 이 책 또한 그러한 과정에서 10년의 계획 아래 지난 2년의 노력으로 결실을 맺게 되었다니 그 정성이 건강한 태교를 하려는 이들에게 작은 도움이 되리라 보아 추천한다.

2008년 4월 10일

차례

신작申綽, 조선 중기 때의 학자

원문 해석

　무릇 부모의 정精을 합할 때는 총명함과 우매함이 나뉘지 아니하였다가 지수화풍地水火風이라는 4대 자연의 도움을 받아 형체를 이루고 나면 성인聖人과 범인凡人이 이미 판명되니, 이렇기 때문에 배 속에 들었을 때는 태교만으로도 밝고 성스러운 덕을 기를 수 있으나 태어난 이후에는 요 임금과 순 임금의 훌륭한 지도로도 상균商均, 순 임금의 아들과 단주丹朱, 요 임금의 아들의 악惡을 고칠 수 없다. 따라서 형체가 이루어지기 전의 가르침은 마음을 따를 수 있으나 이미 형체를 이룬 후의 가르침은 습관이 되어 그 성품을 고칠 수 없다. 이것이 태교가 중요한 까닭이다.

　사주당 유부인 이씨는 완산 이씨 대대로 녹을 받은 훌륭한 집안 출신으로 지금 춘추가 83세이다. 어려서부터 여러 책에도 다 통하였으며 그 품은 뜻이 높고 빼어났는데, 세상의 사람들이 재능이 적은 이유가 태교를 잘 행하지 않은 것 때문이라 생각하였다. 이에 경전經典, 사서오경의 가르침과 성현의 뜻을 모아 풀이하고, 임신부가 마음먹는 것과 보고 들으며 생활하고 식사하는 절도는 모두 경전에 있는 예법을 헤아려 모범을 세우고, 경전에 기록된 것을 종합하여 거울로 삼고, 의학의 이치를 참작하여 정리하고 묶어서 일편一編을 만들었다. 이것을 서파자 경儆이 장章을 나누고 구句를 떼어 해석하였는데 이것을 일러 『태교신기』라 하니 이로써 전인前人들이 빠뜨린 글이 보충되었다.

　서파자는 나와 지기지우로서 뛰어난 총명과 식견이 있어 시서詩書와 집례執禮는 본디 항상 말하는 바요 그 학문이 춘추에는 더욱 깊었고 음양학주역과 율여음악와 성력천문학, 의학의 근원까지 통하고 그 실용에까지 다하지 아니한 바가 없었다. 보통 군자들이 말하기를 어머니의 가르침이 그렇게 되도록 하였다 한다. 서파자가 말하길 가곡稼谷 땅의 상서尚書를 지낸 윤광안이 이 책을 매우 기이하게 여기어 서문을 쓰려 하였으나 쓰지 못하고 돌아가셨다며 내게 써달라고 하거늘 내가 그 책을 받들어 반복하여 탐독하고 이처럼 서문을 쓰게 되었다.

　이 책은 진한秦漢 이래로는 전혀 없는 책이며, 더군다나

형체가 아직

이루어지기 전의 가르침은

마음을 따를 수 있으나

이미 형체를 이룬 후의 가르침은

습관이 되어

그 성품을 고칠 수 없다.

여인으로서 책을 써서 후세에 남긴 일은 더욱 드문 일이
다. 옛날에 조대가가 『여계女誡』를 지으니 부풍扶風 땅 마융
馬融이 아름답게 여겨 아내와 딸들에게 외우게 하였다. 그
러나 『여계』는 성인을 훈계하는 바이니 어른에 대해서 훈
계함이 어찌 태胎 안에서 가르치는 힘만 하겠는가.

　무릇 태胎란 천지天地의 시발이요, 음양陰陽의 근본이며,
조화造化의 원동력이요, 만물을 담는 그릇이니 태시太始의
음양이 화하고 혼돈하여 지각知覺이 없을 때 태교를 시행
할 수 있으니 은연히 돕는 공은 사람에게 있다. 바야흐로
여자의 덕德이 태아를 보호하고 지키며, 인체의 열 개의 경
맥이 달을 바꾸어 길러주매 신기神氣와 영혼靈魂과의 호흡
이 유통되고 자궁의 영혈營血을 태아에게 공급해 주니 어
머니가 병들면 태아가 병들고, 어머니가 편안하면 자식도
편안하여 성정과 재능과 덕이 그 동정動靜을 따르고, 마시
고 먹는 음식의 차갑고 따뜻함이 그 기혈이 되므로, 아직
용봉龍鳳을 새기는 장음이 베풀어지지 아니하였을 때 일을
추진하는 것이 바로 진흙을 이기어 질 좋은 도자기를 만드
는 것과 같다.

　본보기가 될 만한 사표로 배움에 태어날 때부터 아는 생

지生知가 있고 가르침에 스승을 힘들게 하지 아니함은 태교를 잘 받았기 때문이다. 그러므로 어진 스승의 십 년 가르침이 어머니 열 달의 가르침만 같지 못하다고 하였다. 이 책을 보는 현자들이 진실로 능히 밝힌 교훈을 널리 펴서 모든 미혼 선남선녀들을 다 보게 하고 임신부가 행한다면, 임금의 의로운 가르침이 없어도 나라 안에 태어나는 사람들을 모두 명나라 말기의 충신 사황思皇 이헌명李獻明과 같이 되게 할 수 있을 것이니라.

순조 21년(1821년) 중양절 후일(9월 10일)에
평주 땅의 신작이 삼가 서문을 쓴다.

무릇 태란 천지의

시발이요,

음양의 근본이며,

조화의 원동력이요,

만물을 담는 그릇이니

태시의 음양이

화하고 혼돈하여

지각이 없을 때

태교를 시행할 수 있으니

은연히 돕는 공은

사람에게 있다.

胎教新記序, 申綽

夫二儀構精醇醨未分 四大成形 聖凡已判 是以端莊之化 可以
育明聖之德 勛華之導 不能變均朱之惡 盖未分則敎可從心 已
判則習不移性 此胎敎之所以重也 柳夫人李氏 完山世族春秋
今八十有三 幼而好書 深明經訓 旁貫載籍 寄意高秀 以爲世
之才難 胎敎之不行也 乃採綴典訓遺意 先達微旨 凡姙婦之心
志事爲視聽起居飮食之節 皆參經禮而垂範 綜墳記而炯鑑 酌
醫理而啓惡 出入竗娛 勒成一編 子 西陂子儆 離章辨句而釋之
是謂胎敎新記 以補前人之闕文 於戱遠矣 西陂子 與余新知 有
絶倫聰識 詩書執禮 固所雅言 其學尤深春秋而於陰陽律呂星
歷醫數之書 莫不達其源 而窮其支 君子 謂夫人之敎 使然 西
陂子曰 稼谷尹尙書光顔 甚奇此書 欲序 未及而卒 子爲我成之
綽奉覽反復曰 此秦漢以來 所未有之書 且婦人之立言垂世 尤
所罕聞 昔曺大家作女誡扶風馬融善之 使妻女 誦焉 然女誡所
以誡成人 成人而誡 豈若胎敎之力 夫胎者 天地之始 陰陽之祖
造化之橐籥 萬物之權輿 太始氤氳 渾沌之竅未鑿 妙氣發揮 幽

贊之攻在人 方其陰化保衛 脈養月改 靈源之呼吸流通 寄府之
榮血灌注 母病而子病 母安而子安 性情才德 隨其動靜 哺啜冷
暖爲其氣血 未施斧藻龍鳳之章闇 就事同埏埴瑚璉之器 先表
學有生知 教不煩師 用是道也 故曰賢師十年之訓 未若母氏十
月之敎 覽此書者 誠能昭布景訓 衿珮諸媛庶見 金環載肅 無非
義訓而王國克生 盡爲思皇矣.

純祖 卄一年 辛巳重陽後日 平洲 申綽 謹序.

胎教 新記 해설

　부모의 양정兩精이 만나 생명체인 태아를 이루면서 이미
성범聖凡의 차이가 이루어진다. 따라서 임신 시에는 태교
를 함으로써 장차 태어날 아이의 선천적인 품성인 영성靈
性, 성덕聖德, 두뇌력頭腦力을 길러야 한다.

　여기서는 본디 타고난 좋지 않은 성질이 있다면 참으로
고치기가 어렵다고 하였다. 만약 부모보다 부실하며 둔한
아이가 태어났다면 그것은 입태入胎에서 태교에 이르는 시
기에서 1차 원인을 찾아야 할 것이다. 영성, 성덕, 두뇌력

은 사람의 본성을 바탕으로 한다. 그 영향 정도가 10%로 낮은지 혹은 80%로 높은지 그 차지하는 비중을 확정 지을 수 없지만, 최근까지의 연구 결과로는 두뇌력은 태어나면서 50% 정도가 결정된다고 한다.

오늘날에는 석가와 공자 같은 분들이, 태어난 이후 깨달음과 덕성의 실천을 쌓아 성자로 칭송되고 있다. 『논어』의 구절에서 공자가 보낸 어린 시절의 생활상을 보면, 만약 태어난 본성이 그러하지 못했다면 그 훌륭한 성업과 도를 행하지 못했을 수도 있다고 짐작하게 한다. 잘못된 품성을 가지고 태어나면 성인이 되어도 고치기가 어렵다. 과거 성현들의 생존 시기에도 그 제자들 가운데 우둔하고 어리석은 행적을 보인 사람도 볼 수 있고, 나를 포함하여 주위의 많은 사람을 보아도 마찬가지이다.

오늘날, 태어난 이후 습득된 지식으로 대학에 입학하고 학자가 될 수 있을지는 모르지만 그 성과의 차이와 영성靈性과 성덕은 태어난 바에 의해서 좌우된다고 본다. 데이비드 호킨스가 쓴 『의식혁명』을 보면 인간은 의식 수준을 본래 가지고 태어나는데, 일생의 긴 기간 동안 평균 4점 정도밖에 향상되지 않는다고 한다. 태어난 이후 삶에서 나름대로 노력하고 정성을 다해 인생을 살더라도 어찌 입태와 태교의 선천적인 과정을 간과할 수 있겠는가.

오늘날 생명과학은 영성과 덕성, 심성은 놓아두고 오직 육체적인 건강만을 좇아서 태아 이전에 유전자 조작이라는 말단의 방법으로써 건강 상태를 다스려 평생 건강의 기준으로 삼으려 한다. 이는 하나는 알고 둘은 모르는 소치로써 생명공학의 한계를 엿볼 수 있다.

그렇지만 임상 중에 영·유아를 살펴보면서 후천적인 환경의 중요함도 느낀다. 후천적인 환경의 중요성은 많은 의학자들의 연구를 통해서 입증되었다. 소아 시기는 순진하고 순수한 상태를 갖는다. 아직 미숙한 성질과 체질적 성향에 따라서 쉽게 화를 내거나 아집, 욕심 등을 부리기 쉬운 성향이 있다. 유아 시기에 이를 잘 다스리지 못하면 아이의 좋지 않은 성향이 굳어지기 쉬운데, '세 살 버릇 여든까지 간다'라는 말이 그 뜻을 대신한다. 진실로 오늘날까지 깊이 새겨볼 수 있는 가치 있는 속담이다.

지은이 사주당은 세상 사람들 중 훌륭한 덕성德性과 마음을 가진 사람이 드물고, 뛰어난 역량을 가진 사람 역시 부족하니 그 모두가 태교의 미흡에서 시작된 것으로 보았다. 사람의 후천적인 교육과 경험도 중요하지만 태어나기 이전에 갖추어지는 것들이 있으니, 이는 일생을 좌우하는 실로 중대하고 결정적인 초석이 된다.

자녀를 훌륭하게 키우고자 하는 부모의 바람은 어제오늘의 일이 아니다. 자녀의 심성心性과 영성 상태를 결정하는 것은 태어난 이후 특별한 교육과 경험이 있기 이전인, 태어나기 전의 입태와 임신 때이다. 좋고 그른 품성과 심성은 가지고 태어나기 때문이다.

나라를 부강하게 하고 아름답게 만들고자 하는, 100년의 교육 대계에서 가장 중시해야 할 효과적인 방법은 바로 태교를 전면적으로 실시하는 일이라고 본다. 우리 사회의 불합리하고 부적절한 행위들과 그런 행위의 반복적인 상황을 보며, 단시간 내에 사회를 개혁하고자 하는 사람들을 대할 때면 불가능한 꿈에 노력을 쏟는 건 아닐까 고민하게 된다. 진정으로 사회를 훌륭히 변화시킬 수 있는 확실하고 분명한 방법은 바로 태교이다. 무릇 후천적으로 습득한 인성과 도덕은 사회의 틀 안에서만 한정적으로 유지하는 데 도움이 될 뿐이지 분명한 한계를 가진다. 진실로 덕성을 갖추어 법 없이도 잘 사는 사람들이 사는 사회 건설은 태교에 있다고 본다.

일찍이 사주당 이씨는 태교의 도를 깨우쳐서 이 책을 기록하였다. 경전의 가르침을 알고 그 뜻을 중심으로 삼아 도를 이룬 것이다. 사주당은 유학의 경전과 천문, 지리, 역학, 의학을 두루 공부하여 연구하였고, 또한 태교를 통해 이루고자 했던 뜻대로 평소 생활을 했다. 어찌 훌륭하게 자란 자녀의 성품이 임신 중의 태교를 통해서만 이루어졌다고 할 수 있겠는가. 임신 이전부터 모친이 가진 품성과 생활 태도 또한 훌륭했기 때문일 것이다.

당시 과학적 사고의 한계와 유교의 영향으로 음식과 행동을 이르는 대목에서는 적절치 않은 내용이 있기도 하다. 또 일부분 임신부에게 심리적 부담감을 줄 수도 있는 무리한 조언과 충고도 있다. 하지만 그 의도와 생각이 진실하기 때문에 부담이 된다기보다는 각성할 수 있게 한다. 태교 중 생활에 대해 논한 바가 특히 비과학적이라고 볼 수 있는데, 이는 오늘날 시각과 기준에 의한 차이라고 할 수 있다. 진리와 진실은 시대를 통하여 가치가 영속하는 반면에, 과학적 사실과 학문은 그 시대의 한계를 갖는다. 때문

태아란 한 생명의 씨앗이며

생명의 근간이다.

또한 앞으로 한 생명이 살아가는 근본처이자

영혼 · 정신 · 마음 · 몸을 담는 그릇이다.

에 오늘 우리가 내린 과학적 사고나 판단 역시 미래에는 다르게 바뀔 수도 있다.

'무릇 태란 천지의 시발이요, 음양의 근본이며 조화의 원동력이요, 만물을 담는 그릇이다夫胎者 天地之始 陰陽之祖 造化之橐籥 萬物之權輿'라는 구절은 동양의 고전인 『황제내경』의 「소문 · 음양응상대론」에 나오는 '음양이란 천지의 도요, 만물의 망기며, 변화의 부모요, 생상의 본시며, 신명의 부라陰陽者 天地之道, 萬物之網紀 變化之父母 生殺之本始 神明之府'라는 구절과 다르지 않다.

태아란 한 생명의 씨앗이며 생명의 근간이다. 또한 앞으로 한 생명이 살아가는 근본처이자 영혼 · 정신 · 마음 · 몸뇌 및 오장육부 및 육체을 담는 그릇이다. 태아는 아직 완전한 심신이 만들어지기 이전으로, 어떤 기운과 뜻유전자을 지닌 변화가능성을 지닌 상태이다. 만들어지고 있으나 만들어진 상태가 아니며, 정해지고 있으나 아직 정해진 바 없으니, 이때가 태아 시기이다. 그러므로 진일보한 영혼의 성장과 튼튼한 양육을 위한 태교가 반드시 필요하다. 태교를 어떻게 하느냐에 따라 향후 인생이 달라지는 시기이니 어찌 중요하다고 말하지 않겠는가.

임신부는 자궁의 태아와 신기神氣와 영혼靈魂을 서로 교류하며, 태아에게 물질적인 영양을 공급하여 준다. 임신부가 병들면 태아 또한 병들기 쉽다. 한의학에서는 이를 인모이자병因母而子病 즉 어미의 병으로 인해 태아의 병이 된 것이라고 하였는데 『태교신기』에서는 모병이자병母病而子病이라고 표현하였다. 임신부의 질병은 태아에게 영향을 주고 태중병胎中病을 일으킬 수도 있다. 심각한 선천적인 유전병이 임신 기간 내에 발생할 수 있기 때문에 임신부 건강은 중요한 문제이다. 예를 들면 임신 초반기에는 임신부가 걸린 독감으로 아이가 선천적인 심장 장애를 일으킬 가능성이 있고, 갑상선 질환을 심하게 앓으면 지적 장애아를 낳을 수도 있으며, 임신중독 상태에 빠지면 태아가 사망에 이를 수도 있다.

임신부의 정신 의식 상태는 태아와 교류함으로써 좋은 영향도, 혹은 좋지 않은 영향도 줄 수 있게 된다. 태교에 좋은 의식 활동을 하면 생명 의식의 가능성을 높일 수 있으며, 태교 기간에 하는 다양한 경험은 아이에게 정신적으로 고른 발달을 하게 해서, 긍정적인 영향을 줄 수 있다. 훌륭한 사람, 다시 말해서 가정과 이웃, 사회와 국가에 도움이 되는 사람으로 키우기 위해서는 부부 또한 이를 알고 실천할 수 있는 기회를 갖도록 하는 것이 중요하다.

어머니가 편안하면 자식도 편안하다. 어찌 태교 때만 그러하겠는가. 태어난 이후에도 그러하니, 자식이 편하고자 한다면 어머니부터 편안해야 한다. 자식이 건강하고자 한다면 부모부터 건강해야 한다.

태어난 이후에도 소아의 숱한 질병, 예를 들어 감기, 알레르기, 신경성 정신장애 등이 부모로부터 기인한 것인지를 모르니, 헛된 치료를 수없이 반복하여 수년 동안 고생하는 경우도 적지 않다. 태아나 소아 시기의 부모 건강성 여부가 그 아이가 자랄 때 걸림돌이 되기도 하고 디딤돌이 될 수도 있다. 부모가 건강하지 못하면 그 파동과 파장, 생활 자세, 마음가짐이 모두 자녀에게 직간접적으로 전달되어 자녀의 병을 지속시키거나 악화시키고 혹은 새로 발생하게 한다. 자녀가 병들면 부모 자신부터 고치도록 하고 자녀를 건강하게 양육하려면 부모 자신도 건강해야 할 것이다. 자녀의 건강을 살피는 자는 필히 유념할 사항이다.

심신의 기본 틀이 형성되어 결정되는 시기는 바로 태아 시기이다. 이 시기에 질병 가능성 및 장수 가능성 그리고 자연 치유력의 크기와 폭을 포괄하는 선천지기先天之氣와, 정신적인 영역의 의식 수준과 두뇌 활동의 능력이 이루어진다.

어진 스승의 십 년 가르침이 어머니 열 달 가르침만 같지 못하다. 살아가면서 훌륭한 스승을 만나기도 어렵지만, 설사 그런 사람을 만나서 10년 동안 수학한다고 하여도 태교에 미치지 못할 수 있다 하니, 태교가 얼마나 중요한 것인지 알 수 있다.

우리 사회는 입시공화국이다. IMF 이후, 대기업조차 평생직장이 유지되지 못하자, 학생들은 안정된 삶만을 추구하느라 대학에 진학할 때 의·치·약학 계열과 교육학 계열로 몰린다. 교육에 대한 지나친 기대와 그것에 따른 붐이 급기야 '고1학년의 집단 시위'를 부르기까지 했다.

2004년 이후부터 입시 교육과 관련된 책, 예를 들면『평생 성적, 초등 4학년에 결정된다』『공부 9단 오기 10단』『대치동 엄마들의 입학사정관제 전략』등의 서적들이 쏟아져 나오고 있다. 유치원 때부터 다니기 시작하는 입시 학원은 경기 침체와 무관하게 성업을 누리고 있다. 비좁은 국토에다 자원까지 부족한 현실에서 나라가 성장하고 개개인이 부와 성공을 이루기 위해서는 다른 대안이 없지 않느냐는 의견에 일부분 수긍이 간다. 하지만 조금만 각도를 달리해서 생각하면 입시 관련 책 출판 붐과 학원의 성장에는 어느 정도 허구가 있다. 누구나 명문대를 갈 수 있지만 실제로는 누구나 가지는 못한다. 아이에게 잠재성이 있다고 하여 초 · 중 · 고 시절부터 학원을 다니고 과외를 한다 하여도 모두가 능력이 발휘되는 건 아니다. 자신의 아이를 양육하거나 주변을 둘러보면, 노력하여서 어느 정도 성취는 할 수 있으나 타고난 능력의 한계는 분명히 있다.

부모가 자신의 욕심 때문에 이루지도 못할 꿈을 아이에게 심어 주는 것은 강요이다. 이루지 못해서 평생 자괴감을 가지고 살아가게 해서는 안 된다. 할 수 있는 능력과 역량을 심어 주는 길이 있다면 그 길을 택하는 것이 최상일 것이다. 하지만 뛰어난 과학자나 학자, 성공한 기업가는 지능지수와 무관하게 남과 다른 투철한 노력과 성실함으로 성공을 이루지만, 이 또한 태어난 기질과 연관이 있다.

태교가 그 답이다. '무릇 태란 천지의 시발이요, 음양의 근본이며 조화의 원동력이요, 만물을 담는 그릇이다.'

원문 해석

　진주 유씨부인 사주당 이씨가 쓰고 그 아들이 음의音義
를 풀이하다.

　『여범女氾』에 말하길 옛날에 현명한 여인이 임신하였을
때 반드시 태교를 하여 몸가짐을 삼갔다. 지금 모든 글을
살펴보아도 그 상세詳細한 법을 찾을 수 없어 스스로 뜻을
구하여 보니 가히 알 수 있는지라, 내 일찍이 여러 번 아이
를 임신하여 생육한 체험을 기록하고 그것을 한 편으로 저
술하여 모든 여인들에게 보이나니 이는 감히 제멋대로 스
스로 저술하거나 사람들의 눈에 자랑하고자 함이 아니다.
이는 오히려 가히 내칙內則에 빠질 것을 갖추었으므로 이
름하여 『태교신기』라고 한다.

晉州 柳氏婦 師朱堂 完山李氏著 子男儆 釋音義

女範曰 上古賢明之女 有娠 胎敎之方 必愼

今考之諸書 其法 莫有詳焉 自意求之 蓋

或可知矣 余以所嘗試於數四娠育者錄爲一編以

示諸女 非敢擅自著述 夸耀人目 然 猶可備內

則之遺闕也 故名之曰胎敎新記

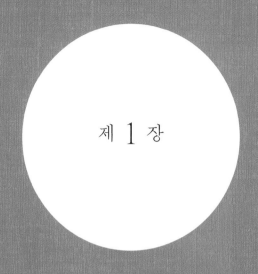

제 1 장

사람 기질의 유래

원문 해석

　사람의 성품은 하늘의 이치를 근본으로 하고, 그 기질은 부모로부터 만들어진다. 기질이 한쪽으로 치우치면 점점 타고난 성품을 가리게 되므로 부모는 마땅히 낳고 기르는 것을 삼가 근신하지 않을 수 없다.

원문

人生氣質之由

人生之性은 本於天하고 氣質은 成於父母하니 氣質이 偏勝하면 馴至于蔽性이라. 父母生育에 其不謹諸하라.

　사람이 태어나는 것은 대자연의 이치에 의한 것이고 성품 또한 대자연에서 비롯된다. 나라 간 개인 간에 다소 차이는 있지만, 사람은 누구나 진선미를 추구하고 인류애를 보편적으로 지니고 있다. 재난이 발생한 나라의 이재민에게 도움을 주고자 하는 마음이 그 예이다.

　사람이 갖는 기질은 각자 차이가 있으니 그것은 주로 양정兩精을 주는 부모가 다르기 때문이다. 부모의 태교와 양육의 과정에서 자녀의 건강 · 성향 · 성격 · 재능 · 활동 · 꿈 · 성공 · 직업 등이 좌우된다고 해도 과언이 아니니 부모가 어찌 양육과 태교를 소홀할 수 있겠는가. 그래서 태교를 하는 것은 당연한 일이라고 말한 것이다.

태교와 스승의 가르침

胎敎 師記 원문 해석

    부모가 아이를 낳고 기르는 것과 스승의 가르침은 모두 한 가지이다. 부모와 스승의 위치는 같다. 의술을 잘하는 의사는 병들기 이전에 다스리고, 가르치기를 잘하는 사람은 태어나기 이전에 가르친다. 그러므로 스승의 십 년 가르침이 어머니가 임신하여 열 달 기르는 것만 같지 못하고, 어머니가 열 달 기른 것이 아버지가 하루 낳는 것만 같지 못하다.

胎敎 新記 원문

胎敎爲本師敎爲末

父生之와 母育之와 師敎之는 一也이라. 善醫者는 治於未病

하고 善斅者는 斅於未生한다. 故로 師敎十年이 未若母十月 之育이라. 母育十月이 未若父一日之生이니라.

해설

옛 시구에 '아버지 날 낳으시고 어머니 날 기르시니'라 는 표현이 있는데, 실제 삶에서 그 모습을 볼 수 있다. 씨앗 을 주는 아버지는 낳으신 것이며, 어머니가 임신과 태어난 이후에 양육의 대부분을 전담하므로 기르신 것이다. 그리 고 학교와 학원에서 교사의 가르침을 받으니 부모와 선생 모두가 아이를 양육하고 성장시키는 한 흐름 속에 있는 보 육자라고 할 수 있다.

예나 지금이나 병들기 이전의 미병未病 상태에서 질병을 다스려야 건강을 유지할 수 있으나, 병이 든 이후에는 잘 치료하여 생사의 고비를 넘긴다 하더라도 긴 세월 동안 불 편하거나 고생하기 십상이다. 교육에서도 마찬가지라 하 였다. 『공부 9단 오기 10단』의 저자처럼 공부하려면 태어 날 때도 그런 가능성을 지니고 있어야 한다. 『푸름이 이렇게 영재로 키웠다』라는 책의 주인공처럼 그렇게 될 가능성도 마찬가지이다. 분명한 것은 그 나이의 아이들이 누구나 그런 수준으로 되지 않는다는 것이며, 그런 영재 가능성 역시 현실에서 누구나 가지고 태어나지는 않는다는 데에 있다.

이 책들은 영재 아이를 둔 부모들이 어떻게 교육을 받도록 하는 것이 좋은지 참고가 될 수 있지만, 그 책들을 보면서 '우리 아이는 왜 저 모양이지'라고 할 일은 아니다.

부모가 아이 교육을 중시하는 것은 당연한 도리이다. 그중에서 가장 중시해야 할 것이 태교인데, 태교에는 무관심하고 태어난 이후 양육하다가 뒤늦게 아이 교육에 관심을 갖게 된다면 그때는 이미 늦은 것이다. 훌륭한 스승은 일생을 통해서도 만나기 힘들고, 만나도 어머니 잉태 10개월만 못하니, 어머니 배 속에 있을 때 교육한 것이 얼마나 값지고 중요한 것인지를 깨달아야 한다.

임신의 시작은 하루로부터 출발하지만, 그 하루가 만들어지는 것은 두 사람의 과거 인연(결혼)과 건강과도 연결되어 있다. 결국 부부의 건강과 정신 의식 영역의 상태는 임신의 가능성과 입태 상태를 결정하며, 이후 태아의 성장으로써 나타나는데, 그 태시太始가 바로 부부의 양정兩精이라 할 수 있다. 부전자전父傳子傳이라는 말처럼 아이는 부모를 닮게 되었으니 태교는 얼마나 중요한가.

여기에서 10개월의 태교보다 아이를 낳게 하는 아버지가 더 중요하다고 하였다. 대부분의 남자들이 자신의 몸을 돌보지 않고 결혼을 하고, 임신이 얼마나 중요한 것인지 모르고 부모가 되지만, 그 결과는 자식에게서 명확히 나타난다. 부전자전이라는 말은 단지 어떤 생활 습관이나 몸 구조의 유전만을 말하는 것이 아니다. 소아의 선천적인 장애뿐만 아니라 성인이 되어 나타나는 고혈압, 당뇨, 암, 간 질환 등 성인병과 치매에 이르기까지 유전과 관련되어 발생하고 진행이 되니 사람의 건강 상태도 선천적인 면이 중요한 것이다.

선천지기는 바로 임신 전과 임신 중에 결정되는데 부모의 건강성에서 연유한다. 또한 아버지의 정신과 마음의 좋은 영역과 생활 습관이 자녀에게 연결되어 나타나니, 하룻밤에 이루어진 역사가 그 아이의 장래에 지대한 영향을 준다고 할 수 있다.

태교의 책임이
아버지에게 있다

　부모님께 말씀드려서 중매를 통해 좋은 배필을 구하며, 결혼식은 혼례를 주관할 사람에게 육례六禮를 다 갖추어 하고, 부부가 되거든 날로 공경하는 마음으로써 서로 대해야 한다. 행여 상스럽거나 우스갯소리로도 낮추어 대하지 말아야 한다. 한 지붕 아래나 침상 위에 단둘이 있을 때라도 하지 않아야 할 말이 있으며, 부부가 거처하는 방이 아니면 함부로 들어 다니지 말며, 부부가 몸의 질병이 있으면 잠자리를 같이하지 않아야 한다. 또한 행여 상복喪服을 입었거나 몸의 상태가 좋지 않거나 자연의 기후가 좋지 않으면 잠자리를 같이하지 아니하여야 한다. 이는 허욕虛慾이 싹트거나 나쁜 기운이 침습하여 병사病邪가 몸에 붙지 않게 함이니 이렇게 하는 것이 자식을 낳는 아버지의 도리이다.

　『시경詩經』에서 말하길 '혼자 방에 있어도 천신天神에게 부끄러움이 없어야 할 것이다. 나타나지 않는다 하여 나를 보는 사람이 없다 하지 말라. 귀신이 오는 것을 우리가 알지 못할 뿐이다'라고 하였다.

胎教新紀 원문

胎教之道, 其責專在於父

夫告諸父母하여　聽諸媒氏하고　命諸使者하여　六禮備而後에 爲夫婦어든　日以恭敬相接하라. 無或以褻狎相加하고　屋宇之 下와　牀席之上에　猶有未出口之言焉하며　非內寢이어든　不敢 入處하고　身有疾病이어든　不敢入寢하라. 身有麻布이어든　不 敢入寢하고　陰陽不調하고　天氣失常이어든　不敢宴息하라. 使 虛慾으로　不萌于心하며　邪氣不設于體하여　以生其子者는　父 之道也이라. 詩曰　相在爾室한데도　尙不愧于屋漏하니　無曰 不顯이라. 莫余云覯라 하니　神之格思　不可度思라 한다.

🈳 해설

　태교를 논하면서 흔히 임신부에만 국한되어 그 도리를 묻는 경우가 많다. 이는 단지 하나만 알고 둘은 모르는 일이다. 임신 그 자체가 양정이 만나 입태하듯 배우자의 역할도 지대하다. 더욱이 둘도 없는 평생지기의 동반자로서 주도적인 역할을 할 수 있는 남편은 부인인 임신부의 정서와 활동에 지대한 영향을 미친다. 부부가 불가분의 관계인데 이를 무시하고 임신부를 공경하지 않으면, 태교를 잘하고자 노력하는 부인 또한 어려움에 봉착하고 만다. 현명한 아버지의 노력 없이 올바른 태교를 유지할 수는 없다.

　남편은 부인을 공손하게 대하며, 만약 상喪을 당하였거나 질병에 걸렸을 때에는 잠자리를 같이하지 말기를 일렀다. 이는 오늘날에도 주로 남편에 의해서 이루어지는 잠자리에 주의를 주며 그 책임을 묻는 것이다. 부인이 건강하지 못하다면 이를 치료해 줄 것이요, 서로 건강할 때 아이를 갖는 것이 태교의 첫 시발일 것이다. 실로 무지하고 편협한 남자는 여성의 건강을 아랑곳하지 않으니 금수보다 못하다고 하겠다.

남편 먼저 스스로 몸가짐을 단정히 하여 '사기邪氣가 범하지 않게 하고, 내침內寢이라고 하여도 보는 사람이 없다고 불경스럽게 행위하지 말라'고 하였다. 음주飮酒로 망행妄行하는 기혈 상태에서 가진 아이가 안정되고 영특한 아이로 자라기 어려울 것이요, 스트레스로 누적된 심신 피로 상태에서 가진 아이도 마찬가지일 것이다. 남편의 무분별한 행위로 말미암아 임신 때부터 임신중독증과 산후 후유증, 산후 우울증 등으로 고생하는 이들이 적잖이 있다. 또한 난잡한 행위로 부인을 괴롭힌다면 정서적으로 악영향을 주어 태교에 좋지 않을 것이니, 참으로 남자들이 경계해야 할 일이다.

또한 부끄러운 마음 없이 서로가 사랑으로 충만한 마음으로 이루어지는 관계에 사기가 들어올 리 없다. 서로 행위가 만족스럽고 즐거우며 기뻐야 할 것이다.

불임은 남자의 생식기능이 건강하지 못한 이유로 발생한 경우가 많다. 그런데 그러한 원인을 잘 모르고 부인의

부부가 합방을 할 때도

시기와 장소를 가려야 함은 물론

남자가 자신에게 떳떳하고 부끄러움이 없어야

정도 충실하여 훌륭한 아이를 낳을 것이다.

탓으로만 돌려 부인이 억울하게 심적인 고통을 받는 경우도 적지 않다. 또한 임신 중 태아가 유산되거나 사산하는 것은, 여자보다 남자가 건강하지 못한 이유에서 발생하는 경우가 흔한데, 결국 부인이 남편의 고통을 떠맡고 있는 셈이다. 그런데 사랑하고 감싸 안아야 할 남편이 오히려 부인의 유산과 부부의 난임[불임]에 대해서 무책임하면, 남자의 위치와 도리를 다시 생각해야 할 일이다.

수확을 잘 하기 위해서는 씨뿌리기를 할 때에도 땅을 잘 고르고 좋은 씨를 골라 적당한 시기에 뿌리는 것이 중요하듯이, 부부가 합방合房을 할 때도 시기와 장소를 가려야 함은 물론 남자가 자신에게 떳떳하고 부끄러움이 없어야 정精도 충실하여 훌륭한 아이를 낳을 것이다.

'남자가 자신에게 떳떳하고 부끄러움이 없다'는 말은 무엇보다 외도를 하지 않는 것을 의미한다. 오늘날 성매매는 범죄이지만 불과 얼마 전까지만 하여도 성매매를 큰 죄악이라 여기지 않았고 지금도 그러한 부도덕한 행위는 암암리에 이루어지고 있다. 과거에도 남성들의 외도는 있어왔으며, 이를 염려하는 일은 당연하였을 것이다.

보다 건실한 아이를 갖고자 한다면 남성의 심신 건강을 유지하고 지켜야 한다. 오늘날에는 여성 역시 유혹과 간사한 마음으로 본성을 지키지 못할 수 있으니 경계할 일이다.

당시의 농사 중에 으뜸은 벼농사였는데, 모내기할 때도 시기를 잘 골라야 했다. 그런데 우리는 대체로 '되면 되는 대로 한다'는 식이다. 물론 서로가 건강하고 믿음이 있으며 사랑이 깊으면 무방하지만, 생활이 바쁘고 각자 다른 역할과 일이 있다면 계획적인 임신이 필요하다. 또한 건강상의 문제가 있다면 가장 좋은 상태를 유지하여 날을 정하는 것이 좋다.

씨가 중요한가, 밭이 중요한가? 농사를 짓는 데 무엇이 우선일까? 각자의 경험에 따라 씨 혹은 밭의 중요성을 강조할 것이다. 하지만 어느 것 하나 소홀할 수 없는 문제이다. 좋은 씨를 가졌다고 하여도 밭이 척박하면 잘 자라기 어려울 것이고, 좋은 밭을 가지고 있어도 씨가 좋지 않으면 풍성한 수확을 하기는 어려울 것이다.

임신을 유지하기가 어려운 몸 상태인데도 아이를 여럿

출산한 여성도 있다. 그 여성의 소망은 단 하나, 아이를 갖는 것이고 그 믿음대로 아이를 갖게 되었다. 세상은 자신의 믿음대로 이루어진다는 진리가 관철된 것이다. 부부 두 사람이 건강하지 않은 몸 상태를 가지고 있거나 경제적으로 어려운 상태에 놓여 있을 수도 있다. 그것을 뛰어넘어 극복할 수 있도록 하는 것은 서로 사랑하는 힘이며, 이는 각자의 마음가짐에 의해서 결정되는 것이다.

태교의 책임은
어머니에게도 있다

남편의 성姓을 받아서 자식을 낳을 때까지, 임신하는 열 달 동안은 몸을 함부로 하지 않아야 하니 예禮가 아니면 보지 말며, 예가 아니면 듣지도 말며, 예가 아니면 입으로 말하지 말며, 예가 아니면 행동하지도 말며, 예가 아니면 생각하지도 말아야 하니, 이렇게 마음과 지각과 온몸으로 모두 순하고 바르게 하여서 자식을 기르는 것이 임신부의 도리이다.

『열녀전烈女傳』에서 말하기를 '부인이 자식을 임신하면 잠자리를 기울여 옆으로 자지 아니하고, 앉기를 한쪽 구석으로 하지 아니하며, 서 있을 때 기대거나 발길질을 하지 아니하고, 자극적인 음식을 먹지 아니하며, 자른 것이 바르지 않거든 먹지 아니하고, 돗자리가 바르지 아니하거든 앉지 아니하며, 눈에 사기邪氣로운 빛은 보지 아니하고, 귀에 음란한 소리는 듣지 아니하며, 밤에는 가까이 있는 좋은 사람으로 하여금 『시경詩經』을 외우게 하고 올바른 일을 말하여야 하니 이렇듯이 하면 자식을 낳았을 때 얼굴이 단정하고 재능이 남보다 뛰어나다'고 하였다.

胎教新記 원문

胎敎之責專在於女子

受夫之姓하야 以還之夫하되 十月을 不敢有其身하야 非禮勿視하며 非禮勿聽하며 非禮勿言하며 非禮勿動하며 非禮勿思하야 使心知百體로 皆由順正하야 以育其子者는 母之道也니 女傳曰 婦人姙子에 寢不側하며 坐不偏하며 立不蹕하며 不食邪味하며 割不正不食하며 席不正不坐하며 目不視邪色하며 耳不聽淫聲하며 夜則令瞽로 誦詩道正事하니 如此則生子에 形容이 端正하고 才過人矣라 하니라.

태교에서 의식주衣食住와 관련한 생활 자세는 아주 중요
하다. 임신 이후에는 태교의 책임이 어머니에게 있으니 이
는 임신한 사람이기 때문이다. 어머니와 태아는 한 몸이
며, 어머니가 길러 주는 것이니 어머니가 하기 나름이다.
물론 아버지의 노력도 필요하지만, 아버지가 임신 이후 잘
못 대하더라도 - 설사 술을 마시고 늦게 집에 오거나, 심
하면 외도를 하여도 - 아이를 위해서는 반드시 마음을 하
나로 하여 지켜야 할 바를 지켜야 하며, 이는 어머니로서
도리이다. 오늘날 태교의 도를 잘 모르는 아버지와 어머니
가 흔한데, 아버지가 그 도를 모른다고 하여 어머니도 같이
그리한다면 어찌 영특하고 건강한 아이로 태어나겠는가.

'예가 아니면 보지 말며, 예가 아니면 듣지도 말며, 예가
아니면 입으로 말하지 말며, 예가 아니면 행동하지도 말
며, 예가 아니면 생각하지도 말아야' 한다. 오늘날 무엇이
예인지 성인이 되어서도 모르는 사람이 있다면 배움으로
깨쳐야 할 것이다. 사람은 누구나 양심이 있으니 이를 바

탕으로 하여 무엇이 예인지 살펴보면 되겠지만, 구름에 가려서 예가 무엇인지 알지 못한다면, 결혼과 임신에 앞서 자신을 되돌아보고 다스리는 시간을 갖는 것이 무엇보다 중요한 일이 될 것이다.

임신부가 삶 그 자체를 온전히 건강하게 대할수록 태아 또한 그러하다. 보고 듣고 말하고 행동하고 생각하는 것 그 자체가 사람이며 달리 있는 것이 아니다. 건강한 몸과 건강한 의식을 갖고 있다는 것은 그 사람의 생각과 행동을 통해 알 수 있다. 건강한 행위를 지속하는 것은 태아의 건강한 성장을 보장한다고 하겠다.

무릇 임신부는 자신의 건강과 행복을 중시해야 한다. 자신을 위해서 행복하고 건강한 것이 바로 태아와 다른 사람을 위하는 길이기도 하다. 자신과 가족, 그리고 태아는 떨어질 수 없는 관계인 것이다.

현명한 스승의 도리

원문 해석

자식이 자라서 8세 어린이가 되면 훌륭한 스승을 선택
하여야 하는데, 스승은 입으로써 가르치지 않고 몸으로써
가르쳐 감동하게 하는 것이 도리이니, 『학기學記』에 말하
기를 잘 가르치는 스승은 사람으로 하여금 그 뜻을 잘 이
어가게 한다고 하였다.

원문

長之後責在於師

子長羈丱에 擇就賢師이어든 師教以身하고 不教以口하야 使
之觀感而化者는 師之道也니 學記에 曰 善教者는 使人繼其志

라 하니라.

세계적으로 초등학교 입학 시기가 대체로 8세인 걸 보면 사람의 발달과정에서 본격적인 교육을 시작하는 나이는 예나 지금이나 같아 보인다. 8세 이후 교육은 부모보다 스승에 의해서 좌우될 수 있다. 부모의 영향도 받지만 더 많은 영향을 줄 수 있는 사람이 스승이다. 그래서 스승을 잘 선택해야 하는데, 오늘날의 제도 교육에서는 학교와 스승을 스스로 선택할 수 없는 교육 현실이 존재한다.

어떤 스승을 만나는가 하는 것은 어떤 사람이 되느냐와 직접적인 연관이 있다. 동서고금을 통해서 세계의 위대한 철학자, 과학자들은 대부분 그에 부합하는 훌륭한 스승을 두었다. 내재된 재주와 영재성을 파악하고 일깨워 발휘할 수 있도록 안내하는 사람을 만나는 것은 인생에서 참으로 중요한 일이다. 영재성을 보인 어린아이들이 성장하면서 대중 수준에 머물러 버리는 것에는 여러 가지 이유가 있지

내재된 재주와 영재성을 파악하고 일깨워

발휘할 수 있도록 안내하는 사람을

만나는 것은

인생에서 참으로 중요한 일이다.

만 이끌어 줄 참스승을 만나지 못한 경우도 하나의 이유가 될 수 있다. 하지만 그러한 스승이 있어도 그 부모가 알아보지 못한다면 사람 운명은 자신과 그 부모의 소관이라고 해야 되지 않을까.

자립형 인간, 자수성가한 사람들이라 하여도 훌륭한 스승을 만났기 때문에 가능한 것이다. 오늘날 자립형 사립 고등학교나 특수목적 고등학교를 선호하는 것도 이런 이유 때문이다. 과거 비평준화 시절에는 중·고 학생선발 시험을 통해서 받아들인 우수 학생들을 교육시켜서 명문 중·고로 성장하기도 했지만 무엇보다도 그 학교에 훌륭한 교사가 있기에 인재를 길러낼 수 있었을 것이다.

자식에게 재능이 있어야
스승의 책임을 논할 수 있다

원문 해석

　이런 고로 기운과 피가 모여 태아를 이루는데 자녀가 지각이 밝지 못하면 이는 아버지의 허물이요, 형체의 생김새가 못하고 재능이 부족한 것은 어머니의 허물이니, 이렇게 잘 낳지 못하면서 스승만 책망하나니, 스승의 가르치지 못함은 스승의 허물이 아니다.

원문

子有才知於然後專責之師

是故로 氣血凝滯하야 知覺이 不粹는 父之過也요 形質이 寢陋하야 才能이 不給은 母之過也이니 夫然後에 責之師하나니

師之不教 非師之過也이니라.

해설

현재 우리나라는 장애인을 대하는 사람들의 태도가 바람직하지 못하다. 안타깝게 여기는 측은지심은 좋으나 도를 넘어서 평생 가련하고 불쌍한 패배자의 삶으로 보거나, 자리를 함께하는 것도 매우 꺼려 장애인 시설이라도 들어서면 집단으로 들고일어나 반대하기도 한다.

대부분의 장애가 부모와 연관되어 나타나는데, 그 부모가 살았던 터전이 이곳 우리 사회이니 우리의 책임 또한 있으며 보호하고 양육할 의무 또한 우리에게 있다. 누구에게나 허물이 있다. 모두 감싸 안고 살아갈 인생이다.

원하지 않았더라도 자녀의 허물은 부모의 허물이다. 더욱이 어린 자녀의 상태는 대체로 부모의 상태에서 비롯되는 바, 두뇌력은 부계父系를 더 닮고, 형상과 재능은 모계母系를 더 닮는다고 하였는데, 자녀의 두뇌와 재능 상황이 부모로부터 이어지는 것은 선천지기이며 유전이라 볼 수 있다. 스승의 책임은 일정 부분 타고난 재능을 잘 닦고 살려서 발휘하게 하는 데 있는 것이므로 재능의 여부를 놓고 스승을 탓해서는 안 된다.

근대 교육은 학교교육을 제도화하는 데서부터 출발했다. 일부 특별한 계층만 누려 오던 교육의 혜택을 일반 사람들도 받을 수 있는 방향으로 확대되어 온 것이다. 우리나라도 개화기 무렵 근대 교육이 시작된 이래, 꾸준하게 일반 국민들에게 교육의 기회를 주는 정책으로 변화해 왔다.

그런데 제도 교육은 교육의 기회균등화라는 매력에도 불구하고, 일부에서 우려를 제기하고 있다. 일반화·평준화를 강조하다 보니 학교 현장에서는 평균 교육이 시행되고 있는데, 이러한 방향은 특별한 재능이 있거나 영재성이 있는 학생의 능력을 약화시키는 일을 초래한다.

이에 따라 더 나은 교육의 혜택을 원하거나 학생이 영재성이 있다고 여기는 경우 부모는 사교육을 찾게 된다. 사교육 시장의 팽창은 몰지각한 일부 학부모들 때문만이 아니라, 오늘날 우리 교육의 현실에서 기인하는 바가 더 크다고 할 수 있다. 그래서 교육비 지출 면에서나 교육에 대한 신뢰도 면에서 사교육이 우위를 점하는 웃지 못할 현상이 생긴 것이다.

학교교육이 입시 학원처럼 소수화를 지향하거나 영리를 좇아서는 안 된다. 그러나 가능성이 있는 아이를 둔재로 만들어서도 안 된다. 이 시점에서 우리 사회와 교육정책 당국자가 지혜를 모아야 한다.

과거 시절 교육수혜자가 소수일 때는 개인적으로 스승을 모셔서 가르침을 받았다. 하지만 오늘날 학교교육에서는 불가능하지 않겠는가. 따라서 학생들의 재능이 발굴되어 역량을 펼 수 있고 스승은 제대로 된 가르침을 줄 수 있는 교육의 사회적 시스템화가 절실하다. 교육은 우리의 미래이기 때문이다.

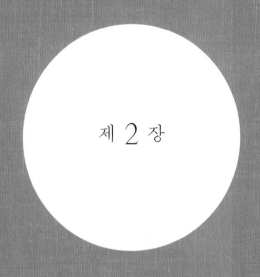

제 2 장

사물의 성질은 배태胚胎
되었을 때의 기름養에 의한다

胎教 新記 원문 해석

　무릇 나무는 가을에 태胎가 생기어 비록 거칠어도 오히려 곧게 뻗는 성품이 있고, 쇠金는 봄에 배태胚胎하는 것이라 비록 굳세고 날카로우나 오히려 흘러 합치는 성질이 있으니, 태라는 것은 성품의 근본이며 그 형상을 한번 이룬 다음에 가르치는 것은 그 끝末이 되리라.

胎教 新記 원문

物之性, 由於胎時之養

夫木胎乎秋라 雖蕃廉이나 猶有挺直之性이요 金胎乎春이라
雖勃利이나 猶有流合之性이니 胎也者는 性之本也라 一成其

形而敎之者는 末也이니라.

나무가 봄에 싹을 틔우는 것은, 지난가을부터 이미 생겨 있던 싹눈이 봄이 되어 자라는 것이다. 나무는 봄과 여름에 가지가 새로 자라고, 가을에는 금金 기운을 받아 그 가지가 곧게 뻗어 자란다. 쇠는 단단하여 오행五行, 木火土金水의 금에 속하지만 그 쇠는 봄, 즉 목木의 기운을 받아 생긴 것이므로 녹으면 엉킨다.

'태胎는 성품의 근본'이라 하였다. 태아는 잉태한 이후부터 본래 가진 성품과 성질이 있으니, 이는 향후 성장 과정에서 보이는 선천적인 성품과 기운이 된다. 태아는 부모의 유전자 결합으로 이루어지기 때문에 합일된 생명체에 내재된 유전자 등에 따라서 성장·발육의 과정이 달라지며, 성품과 성질이 발현된다고 하겠다.

결국 태교 이전에 어떤 잉태인가에 따라서 태아가 결정된다고 할 수 있으며, 잉태는 건축물의 청사진이나 설계도

태아는 잉태한 이후부터

본래 가진 성품과 성질이 있으니,

이는 향후 성장 과정에서 보이는

선천적인 성품과 기운이 된다.

같은 것이라고 볼 수 있다. 따라서 임신 이전의 상황이 얼마나 중요한지 알 수 있다.

'그 형상을 한번 이룬 다음에 가르치는 것은 끝末이 되리라'라는 것은 가르침의 중요성을 일깨운 말이다. 임신 중의 가르침은 바로 태교이다. 태교는 첫 가르침이기 때문에 미래를 좌우할 수 있다. 임신했을 때 부모가 어떤 생활을 유지하였고, 어떤 생각과 공부를 하였으며, 어떠한 생활 습관과 행동을 하였고, 어떤 깨달음과 통찰이 있었으며, 어떠한 가르침을 받았는가에 따라서 자식의 일생에 전반적인 영향을 미친다.

또한 사람은 부모, 사회, 학교로부터 가르침을 받는다. 태어난 이후에도 어떤 교육을 받느냐에 따라서 삶의 방향과 내용과 질이 달라질 수 있다. 또한 사회적 조건은 한 사람의 운명을 좌우하기도 한다. 시골에서 자라는 경우와 대도시, 그리고 나라마다 다른 사회적인 환경은 그 속에 속한 개개인의 인생길에서 꿈과 희망을 이루는 데에 긍정적이거나 반대로 부정적인 영향을 미친다. 이렇게 교육은 집안의 흥망성쇠뿐만 아니라 나라와 민족의 흥망과 존폐에 관련된 중차대한 일이다. 오늘날에는 과거에 상상할 수 없었던 질 높은 교육이 이루어지고 있다. 오늘날 유아교육에서부터 입시 교육까지 세계 최고의 열의를 가지고 임하는 세태를 보면서 우려도 많이 하지만, 한편으로는 그 지적 수준으로 향후 세계 최강의 국가가 될 수 있으리라 생각해 본다.

사람의 기질이
잉태 시의 기름에 달려 있다

胎教新記 원문 해석

　남방南方에서 배면 그 입이 넓으니 남방 사람은 너그러우며 어진 것을 좋아하고, 북방北方에서 배면 그 코가 높으니 북방 사람은 굳세어 의리義理를 좋아하는지라. 이러한 것이 기질의 탓이니 수정受精된 이후 열 달의 양養함을 어미 배 속에서 얻는 고로 군자君子는 반드시 입태를 위해서 신중해야 하니라.

胎教新記 원문

人之性由於胎時之養

胎於南方에　其口闊하나니　南方之人은　寬而好仁이요　胎於北

方에 其鼻魁하나니 北方之人은 倔强而好義라 氣質之德也니
感而得乎十月之養이라 故로 君子·必愼之爲胎니라.

胎教新記 해설

　남방 사람들은 너그러우며, 북방 사람들은 의리를 좋아
한다는 것은 사람은 사는 지역에 따라 지역성을 갖게 된다
는 것을 보여 준다. 따라서 태아에게도 임신 기간 동안 부
모의 삶의 태도와 양식이 큰 영향을 미치는 것이다. 그러
므로 태교는 반드시 항상 유의하는 마음으로 해야 한다.
　마지막에 사람의 기질과 성품이 바로 부모로부터 비롯
되니, 군자의 도를 논하면서 임신을 신중하게 해야 한다고
하였다. 대개 결혼 이후 임신을 하면 그저 당연한 것으로
여기고, 더욱이 불임의 경우에는 어떻게든 임신만 되면 되
는 것으로 여기니, 참으로 깊게 생각해야 할 일이라 본다.

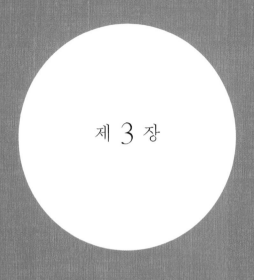

제 3 장

선조들은 태교를 행하여
효자를 얻었다

　과거 성왕聖王이 태교의 법을 두어 임신 이후 별궁別宮에 나가 있게 하여, 눈을 흘겨보지 아니하고 귀에 망령된 소리를 듣지 아니하며 풍류 소리와 기름진 음식을 예禮로써 절제하였으니, 이는 배 속의 아이를 사랑하는 것보다 가르치기를 미리 하고자 함이었다. 자식 낳아 그 할아버지를 닮지 않으면 불효와 같다 하였다. 고로 군자는 가르침을 미리 하고자 하나니 『시경詩經』에서 말하길 '효자 끊이지 아니하며 길이길이 주신다'고 하였다.

人有胎敎而其子賢

古者聖王이 有胎敎之法하사 懷之三月에 出居別宮하야 目不
衰視하며 耳不妄聽하며 音聲滋味를 以禮節之하더니 非愛也
니와, 欲其敎之豫也니라 生子而不肯其祖란 比之不孝니라.
故로 君子는 欲其敎之豫也이니 詩曰 孝子는 不匱하야 永錫
爾類라 하니라.

　과거에는 부인이 임신을 하면 별궁에 두고 태교에 전념
하도록 하였다. 물론 그럴 여유를 누릴 수 있는 사람들은
극소수 기득권층이었지만 그 가운데도 태교를 아는 현명
한 자만이 그리했을 것이다. 별도의 거처를 마련한 것은
외부와 일정한 차단을 하여 보고 듣는 것을 깨끗이 유지하
고자 함이니 이는 어떤 경우라도 임신부를 보호하려는 배
려하여 나온 것이다.

대체로 조용하고 평온하던 과거에도 그리했다면 오늘날은 어찌 하여야겠는가? 혼잡하고 시끄러운 소리와 현란한 환경에서 한시도 벗어나지 못하고 조용한 시간과 장소가 없어 보이는 도시 생활에서의 태교를 생각해 보자.

그 당시에는 효자가 이상理想이었다면 오늘날의 이상은 무엇일까? 사상 최대의 교육열을 보아서는 아마도 건강하고 공부도 잘하여 명문대에 들어갈 수 있는 영특한 아이를 바라지 않을까 싶다. 어떤 목적이든 뜻과 마음이 있다면 이루어질 수 있는 가능성이 높은 바, 바른 태교에서 그 길을 찾을 수 있을 것이다.

오늘날은 음악을 듣지 말라고 하면 이해하지 못하겠지만 태교에 도움이 되는 클래식과 가곡이 아닌 힙합과 헤비메탈 같은, 생체 에너지를 떨어뜨리고 정신을 혼란하게 하는 악한 소리를 피해야 한다.

임신 중에 맛있는 음식을 즐기지 말라고 하는 것은 스스로 절제하는 가르침을 주는 것이다. 내 입맛 따라서 입에 맞는 것만 먹는다면 내 스스로 건강이 약화되기도 하지만, 태어나는 아이 또한 그러하며, 아이의 입맛이 몹시 까다로

워 편식을 하기 쉬운 것이다. 이를 미리 방지하기 위한 것이므로 뒤늦게 아이를 탓하지 말아야 한다.

태아를 사랑하지만 가르치라고 하는 것은 깊이 생각을 하게 하는 대목이다. 우리는 쉽게 자녀를 사랑한다고 하고, 사랑하므로 아이에게 무엇이든 다 해주려고 한다. 그래서 어떤 결과를 얻는가? 복되게 잘되기도 하지만, 대부분의 아이들이 어린 시절에는 어느 자리에 가도 예의범절을 모르고, 인내와 절제도 모르니 끝내 뜻을 이루지 못하게 된다. 성장 이후에는 어린 시절에 가졌던 부모의 희망과 사랑도 사라져 버린 상태가 된다. 무엇을 중심에 두고 자녀를 키울 것인가를 생각해볼 때, 세속적인 사랑보다는 깊은 애정을 가지고 장기적인 입장에서 가르치는 자세로 자녀를 보아야 한다.

자녀에 대한 깊은 사랑은 감싸는 것이 아니라 사람으로 키우는 가르침이다.

안일한 태교에 대한 주의

원문 해석

　요즘 사람들은 임신을 하면 독특한 맛을 찾아 게걸스럽게 먹고, 몸을 시원한 곳에 두어 너무 안일하게 있고, 한가할 때는 농담으로 희희낙락거리며, 처음에는 사람을 속이기도 하며, 나중에는 오래 드러누워 항상 자려고만 하니 이런 사람은 태교를 이룰 수 없다. 오래 눕고 잠만 자면 기혈 영위의 흐름에 방해를 초래하니 이는 섭생을 잘못하여서 임신을 잘못되게 하는 것이다.

　오직 이러한 이유로 그 병이 임신 중에 더해지면서 출산이 어렵게 되고, 행여 그 아이가 잘못될 수 있는데, 가문의 명예를 떨어뜨린 후에야 운명의 탓으로 원망한다.

人無胎教而其子不肖

今之姙者는 必食怪味하여 以悅口하고 必處凉室하야 以泰體하며 閒居無樂이어든 使人諧語而笑之하며 始則�家人하고 終則久臥恒眠하나니 誣家人일새 不得盡其養이요 久臥恒眠일새 營衛停息하니 其攝之也悖코 待之也慢이라 惟然故로 滋其病而難其産하며 不肖其子而墜其家한 然後에 歸怨於命也하나니라.

胎教新配 해설

당시 조선시대 양반집에서는 여유롭고 나태한 생활로 오히려 태아 건강이 좋지 않은 경우가 많았을 것이다. 임신 중에 무사안일하게 오래 눕거나 잠을 오래 자며 몸을 한가롭게만 하는 것은 결코 바람직하지 않다. 이러한 안일한 생활 습관은 오늘날 주위에서 쉽게 볼 수 있는데, 기혈의 순행이 정체되어 임신부에게 병이 생길 우려도 있고,

오늘날은 부모 역할에 따라

그 가정의 흥망성쇠가 달려 있다고 할 수 있다.

따라서 가문을 잇고 빛나게 하는 길은

자녀를 잘 양육하는 것이다.

하체 장기臟器의 기혈 순환이 잘 되지 않고 근육 또한 원활하게 활동하지 않아 난산難産을 할 수 있다고 하였다.

오늘날 임신 중에 유산기가 있다 하여 오랫동안 누워 있거나, 임신하였으니 힘든 일을 하면 안 된다고 스스로 생각하여 무위도식無爲徒食하는 경우가 있다. 하지만 이런 행동들은 스스로를 나약하게 만드니, 임신부도 그렇지만 태어날 아이 또한 그렇게 나약하거나 의존적인 사람이 될 수 있다. 의학적 논란이 있어 말하기 어려움이 있지만, 유산 가능성이 높고 자궁이 약하다며 몇 주 동안 병원에서 누워만 있는 경우도 있다. 무사히 출산하겠다는 마음은 이해하지만 과연 전혀 활동을 하지 않고 임신을 유지해 태어난 아이가 얼마나 건강하게 살아갈 것인가는 생각해볼 문제이다.

과거에 유산 가능성이 높은 태루胎漏·태동胎動이 있어 내원한 부인이 있었는데, 날마다 집에서 1시간 거리의 회사까지 출퇴근을 하였다. 산부인과에서는 유산할 것이라고 경고하였지만 환자는 유산되어도 어쩔 수 없는 상황이라고 하면서 한약을 처방하여 태루를 치료하면서 출퇴근을 멈추지 않았는데 무사히 아이를 순산順産하였다. 하나의 예이긴 하지만 임신부가 어떤 마음가짐으로 생활하느냐에 따라 임신 유지와 태아 건강에도 큰 영향을 미친다.

미국의 두 가문을 비교한 기사가 있었다. 한 가문은 몇 대에 걸쳐서 의사·변호사·대학교수 등이 수십 명에 이르렀는데, 다른 가문은 대를 이어서 숱한 범죄자를 낳은 차이를 보여 주었다. 여기에서 알 수 있듯이, 자녀의 양육養育을 어떻게 하는가에 따라서 사회에 도움이 되는 가문이 될 수도 있고, 혹은 사회에 해악만 주는 가문이 될 수도 있다. 무엇보다 성품性品이 형성되는 태교 시기에 바른 정신과 마음으로 임한다면 비록 비천하게 보이는 가문이라도 훌륭한 아이를 출산할 수 있으며, 훌륭한 가문일지라도 임신 시기 불건강한 환경에서 심신을 잘 조절하지 못하면 좋지 않은 성품을 가진 아이가 태어날 수 있다.

가문을 튼튼히 하고 번영하기 위해 예부터 사람 들이기를 가려 왔으니 이는 선남선녀善男善女가 만나 좋은 혼약을 맺고자 함이었다. 새로 들어온 한 사람 때문에 한 가문이 흩어질 수도 있고, 가문이 부흥하기도 한다. 더욱이 오늘날은 핵가족 사회이다 보니 한 사람의 역할이 더욱 증대되었다. 과거 대가족 사회에서는 수십 명의 가족 중 한 사람이라도 똑똑하게 가업을 총괄하면 여러 가족들이 함께 생활하는 것이 가능했지만, 지금 사회는 그렇지 못하다. 부모 두 사람 각자가 한 가정의 주인이며 자녀의 양육자이며 책임자이다. 그러하니 한 사람이라도 잘못하게 되면 그 가정은 불협화음을 일으키고 그것으로 말미암아 불행하기 쉽고 건강하지 못하게 되니, 오늘날은 부모 역할에 따라 그 가정의 흥망성쇠가 달려 있다고 할 수 있다. 부모로써 가문을 잇고 빛나게 하는 길은 자녀를 잘 양육하는 것이다.

사람은 태교를 해야 한다

胎教新記 원문 해석

　무릇 짐승은 새끼를 배면 반드시 수컷을 멀리하고, 새는 알을 품을 때 반드시 먹을 것을 가리며, 나나니벌이 새끼를 만들 때는 자신을 닮으라고 소리를 내니 이러한 이유로 태어나는 짐승의 생김새가 다 능히 어미를 닮으나, 사람 중에 사람 같지 못하고 때로는 짐승만도 못한 수도 있어 성인聖人께서 측은한 마음을 가져 태교의 법을 만드신 것이다.

胎教新記 원문

人而不可無胎教

夫獸之孕也에　必遠其牡하고　鳥之伏也에　必節其食하며　果嬴

化子에 尙有類我之聲하나니 是故로 禽獸之生이 皆能肖母하
되 人之不肖 或不如禽獸然後에 聖人이 有怛然之心하사 作爲
胎教之法也시니라.

胎教新記 해설

　임신을 하면 누구나 다 근신하기 마련이다. '사람은 태
교를 해야 한다'라고 말하지만 모든 임신부는 존재의 특성
상 따로 태교를 배우지 않아도 스스로 하고 있는 셈이다.
문제는 그 질적인 차이가 있다는 것이다. 여기에서는 동물
들도 나름대로 후대를 위한 생명체 보호를 하고 있는데 사
람이 그렇지 못한 경우도 있으니 이를 어여삐 여겨 태교법
을 제시하였으니 마땅히 태교에 힘써야 한다는 것을 논하
였다.
　생명이 잉태된 임신 기간은 무엇보다 태교로 양육하기
를 권한다. 동서고금을 통틀어 재난을 당했을 때, 가장 중
시하고 보호하는 1순위가 다름 아닌 임신부이다. 이는 자
연의 이치로서 임신부는 생명을 잉태하고 있으며 생명보

생명이 잉태된 임신 기간은

무엇보다 태교로 양육하기를 권한다.

다 소중한 것은 없기 때문이다.

우리 자신은 부모로부터 생명을 이어받았고 부모는 나름대로 기르고 양육하였다. 일제 강점기부터 1960~70년대까지는 거의 대부분의 가정에서 태교라는 말이 어색할 정도로 태교는 중요하게 여겨지지 않았다. 당시의 사회 환경이 먹고사는 생존의 문제가 더 절박했기 때문에 어쩔 수 없었다. 그런데 오늘날 우리는 물질의 풍요 속에서 정신적인 빈곤에 허덕이고, 세계화 개방 속에서 가치관의 혼란을 겪고 있다.

태교를 할 수 있는 물질과 시간의 조건은 충분함에도 불구하고 그 중요성과 가치를 모르고, 또 그 방법도 잘 알지 못하여 태교에 소홀하고 있는 것은 아닌지 생각해 볼 필요가 있다.

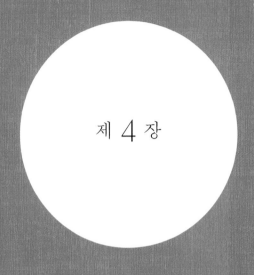

제 4 장

태교는
온 집안이 해야 한다

태아를 기르는 사람뿐만이 아니라 온 집안사람이 항상 거동을 조심해야 한다. 임신부가 함부로 분忿한 일을 듣게 해서는 안 되니 성낼까 두려워함이요, 함부로 흉한 일을 듣게 해서도 안 되니 두려워할까 걱정되기 때문이며, 함부로 난처한 일을 들려주면 안 되니 그로써 근심할까 두려워함이요, 함부로 급急한 일을 들려주어도 안 되니 그로써 놀랄까 걱정해서이다. 성내면 그 자식의 피가 병들고, 두려워하면 자식의 정신이 병들고, 근심하면 자식의 기氣가 병들고, 놀라면 자식이 전간癲癇, 간질이 들게 되나라.

首擧胎教之大段

養胎者 非惟自身而已니라 一家之人이 恒洞洞焉하야 不敢
以忿事聞하나니 恐其怒也요 不敢以急事聞하나니 恐其懼也
요 不敢以難事聞하나니 恐其憂也요 不敢以急事聞하나니 恐
其驚也니라 怒令子病血하고 懼令子病神하고 憂令子病氣하
고 驚令子癲癇하나니라.

태교의 구체적인 방법을 논한 첫 부분이다. 태교는 임신
부 혼자의 몫이 아니라 가족 전체의 임무라는 것이다. 그
런데 가장 먼저 주변 환경과 상황에 의해서 발생되는 정신
적 충격 즉 분노, 두려움, 우울함, 조급함 등을 주의하라 하
였고, 그로 인한 아이의 질병 가능성을 경고하였다. 많은
사람이 이러한 사실을 간과하는데 지금 생각해 보아도 참
으로 놀라운 견해이다. 임신 시, 상황에 따른 아이의 질병

가능성을 논한 것으로, 의안醫眼이 있는 적절한 지적이다.

오늘날은 핵가족 시대라 하여도 남편, 시부모, 친정 부모 및 형제자매 등 모두가 임신부에게 도움이 되도록 해야 한다. 그 가족 한 사람 한 사람이 영향을 미치기 때문이다. 임신부가 불편해 할 만한 소식은 알리지 않아야 하며, 피해가 될 일이나 이루기 힘든 부탁도 삼가야 할 것이다.

우리는 관혼상제冠婚喪祭는 물론 돌잔치, 칠순, 시제, 차례 등을 온가족이 함께한다. 이러한 집안 대소사에 임신부가 주체적으로 참여하는 경우도 있다. 물론 대소사에 참여하여, 가족의 기쁨과 고통을 함께한다는 것은 좋을 수도 있으나 만약 그 일로 불행한 일이 생긴다면 반드시 좋은 일이라고 볼 수는 없다.

집안사람이 상을 당하여 임신부가 직접 나서 일을 처리한 이후, 유산한 경우를 몇 번 본 적이 있다. 가정의 대소사가 발생했을 때 남편이 부인에게 가족 일원으로서 집안 대소사의 관습을 우선시하면서 참여하도록 하는 경우가 있는데 깊이 고려해야 할 문제이다. 무엇이 우선인가를 깊이 생각해야 한다.

간혹 양가 집안에서 임신부를 위해 배려할 수 있는 상황이 안 되는 경우가 있다. 또한 남편이 외지에 있거나 태교의 중요성을 인식하지 못하여 부인을 잘 보호하거나 도와주지 못할 수도 있다. 하지만 어떤 상황이든 임신부는 자신의 일이므로 책임감을 다하여 태교에 만전을 기해야 한다.

임신부와 태아는 한 몸이기 때문에 임신부가 느끼는 감정과 정신적 충격은 기혈(예를 들면 혈액 및 호르몬 등 성분 변화)을 통해서 태아에게 즉각적으로 전달된다. 그러므로 임신 시 감정 조절과 정신 활동은 태아의 건강 증진과 유지에 대단히 중요한 일이다. 따라서 임신부의 가족은 다음과 같이 임신부를 위해야 한다.

첫째, 임신부가 나라, 사회, 집안일 등으로 인해서 분한 생각이 들지 않도록 배려해야 한다. 부정하고 거짓되며 용서하기 힘든 사건이나 충격적인 일을 임신부가 듣거나 관여하지 않도록 배려해야 한다. 세상의 놀랄 만한 어지러운 일들이 TV의 저녁 뉴스와 아침 신문에 기사화되고 있고, 사람들과 대화를 하면서도 그 이야기들이 여과 없이 쏟아지는데, 임신부는 반드시 주의해야 한다. 임신부의 노(怒)하는 마음은 태아의 피가 병들게 한다고 하였다. 분노가 심간心肝의 화를 촉발하여 분비되는 좋지 않은 호르몬은 뇌를 자극하여 만병의 원인이 되는데, 흔히 심화항염心火抗炎이라 한다. 예를 들면 혈중에 혈열血熱의 병변 상태를 만들어 태아에게 전달되니, 아이 또한 태열胎熱의 상태를 만들어 선천성 질환을 앓는다. 그 병의 대표적인 것이 태열이나 아토피, 신생아 황달이다.

둘째, 임신부가 두려움을 갖지 않도록 배려해야 한다. 걱정되고 고민되며 힘들어 할 수 있는 일들이 생기지 않도록 하여 혹시라도 임신부가 걱정과 두려움을 갖지 않도록 배려해야 한다. 임신부 스스로도 그런 뉴스나 잡담을 접하거나 좋지 않은 책이나 무서운 영화를 보지 않도록 신경 써야 한다. 흔히 우리는 자신의 일에 충실하지 못할 때면 남에게 책임을 전가하기 쉬운데 임신부에게 과도한 책임을 주어 부담되지 않도록 배려해야 한다. 만약, 이러한 일이 겹쳐서 임신부가 두려움으로 크게 충격을 받거나 작은 두려움이라도 지속된다면 태아에게 정신적 장애가 일어날 수 있다. 두려워하면 자식의 정신이 병든다고 하였다. 공즉상신恐則傷腎하여 임신 중에 일어나는 걱정이나 근심, 두려움이 심신불안, 성격장애, 과잉행동 및 정신지체, 미숙아, 틱, 강박신경증 등에까지 직간접적으로 관여한다.

셋째, 근심하지 않도록 한다. 걱정이나 근심이 지나치면 기운이 떨어지는데, 대체로 심폐기능이 저하된다. 어떤 원인으로 인해서 심폐 기운이 부족해지면 우울증, 신경쇠약, 자신감 감퇴, 의욕 상실 등의 증상이 일어나기 쉽다. 현대에 많아지는 산전·산후 우울증이 이와 연관이 있다. 임신부가 근심이 지나칠 경우 태아가 영향을 받아서 기운이 미약해진다. 근심하면 자식의 기가 병든다고 하였다. 즉 심폐 기운이 허약한 아이가 태어난다는 것이다.

넷째, 놀라는 일이 없도록 한다. 사람이 놀라는 일을 당하면 심계, 정충征忡, 경계驚悸, 불안 등의 증상이 일어나는데, 임신부 또한 그렇다. 임신부가 놀라면 자식이 전간이든다고 하였는데, 태아에게 정신 신경 장애, 간질, 틱의 상황이 생길 수도 있다.

임신부를
보호해야 한다

胎敎新記 원문 해석

　벗과 오래 함께하여도 그 사람됨을 배우거든 하물며 자식은 그 어미에게서 나온 기쁨·성냄·두려움·서러움·사랑함·미움·욕심 등 칠정七情을 닮는다. 고로 임신부를 대하는 도리는 기쁨과 성냄과 설움과 즐김이 절도를 지나치지 못하게 할 것이다. 그러므로 임신부의 곁에는 항상 선한 사람이 있어 그 거동을 돕고 그 마음을 기껍게 하며 본받을 말과 마땅히 해야 할 일을 귀에 끊임없이 들려준 연후에야 게으르고 삿된 마음이 생겨날 수 없을 것이다. 이것이 임신부를 대하는 방도이다.

胎教之法他人待護爲先

與友久處라도 猶學其爲人이거든 況子之於母에 七情이 肖焉
이라 故로 待姙婦之道는 不可使喜怒哀樂으로 或過其節이니
是以로 姙婦之旁에 常有善人이 輔其起居하고 怡其心志하며
使可師之言과 可法之事로 不間于耳한 然後에야 惰慢邪僻之
心이 無自生焉하나니라. 待姙婦니라.

임신부의 보호자는 말할 것도 없이 남편이다. 부인에게
가장 중요한 사람은 남편이라는 점에서 임신부에게 가장
영향을 미치는 사람 또한 남편이다. 부부 간은 무촌無寸으
로 일심동체라고 하지 않던가. 임신 기간에는 임신부의 정
신 신경적 활동 모두가 태아에게 영향을 미치므로 남편은
아내를 보살피는 데 최선을 다해야 한다.

남편은 만약 귀가가 늦어질 경우 그 이유를 분명하게 미

자신보다 긍정적인 사고와 밝은 모습으로

생활하는 사람을 가까이하고

내일을 위해 하루하루 성실하게

삶을 살아가는 사람을 가까이하여

그들을 모범으로 삼고,

긍정적이고 능동적이며

정성스러운 삶의 태도를 유지하여

태아가 바른 성품을

기를 수 있도록 하여야 한다.

리 알리고, 사사로운 집안 대소사나 직장의 일을 알리거나 논하지 말며, 부부 대화 중에 좋지 않은 감정이 생겨도 이를 다스려서 밖으로 표현하지 않아야 한다. 어떠한 일이 있어도 함부로 언행하여 임신부의 감정을 상하지 않도록 해야 하니 남편도 부인처럼 근신해야 하는 것이다. 만약 그렇지 않고 사사로이 감정을 드러내고, 늦게 귀가하기를 일삼거나 심지어 주색을 행한다면 임신부와 태아 모두에게 악영향을 끼치게 된다.

남편 다음으로 임신부를 보호해야 할 사람은 가족과 일가친척이다. 친정이나 시가의 식구들은 임신부를 누구보다 소중히 여겨야 한다. 임신부의 위치와 처지를 고려하지 않고, 집안 대소사의 어려운 일을 전하거나 무리한 일을 떠안기고, 또 사회나 다른 사람의 잘못된 일과 언행을 전하게 되면 결국 좋지 않은 말이나 흉을 보는 일이 되어 임신부의 정신 활동과 감정에 좋지 않은 자극이 된다. 따라서 자신의 언행으로 인해서 임신부에게 누가 되지 않도록 하여야 한다.

태아를 잉태한 사람은 자신의 마음가짐과 정신 및 육체적 활동이 태아의 건강에 직접 영향을 미치므로 자신의 몸과 마음을 정성껏 돌보아야 한다.

가정이나 생활 속에서 어떠한 일을 듣고 보고 접한다 하
더라도 태아를 잉태한 사실을 염두에 두어 마음의 중심을
놓치지 않도록 하고, 외부적인 상황에 대해서 감정의 손상
과 치우침이 생기지 않도록 깊이 마음 다짐을 하여야 한다.

좋지 않은 심성을 가진 사람을 접하지 않아야 할 뿐만 아니
라 평소 가까이하는 사람이라고 하여도 분수와 조절을 잘 모
르는 이를 멀리하고, 부정적인 말로 세상을 탓하는 사람 또한
피해야 한다. 가까운 지인이 어려운 처지에 놓이게 되어 불평
불만에 쌓였거나 좌절 속에서 헤어나지 못하여 설사 도움이
필요하다고 하여도 다른 주위 사람으로 하여금 돕게 하고 자
신은 가까이하지 말아야 한다. 이는 뜻하지 않은 일을 접할 수
있고 칠정의 깊은 감정이 임신부 자신에게 영향을 미쳐 자신
뿐만 아니라 태아에게 좋지 않은 영향을 주기 때문이다.

자신보다 긍정적인 사고와 밝은 모습으로 생활하는 사
람을 가까이하고 내일을 위해 하루하루 성실하게 삶을 살
아가는 사람을 가까이하여 그들을 모범으로 삼고, 긍정적
이고 능동적이며 정성스러운 삶의 태도를 유지하여 태아
가 바른 성품을 기를 수 있도록 하여야 한다.

또한 집안 대소사의 일로 과로하거나 무리하지 않도록

하여, 태아에게 좋지 않은 영향을 주는 걸 막아야 한다. 스스로 경계하고 태아를 지켜야 할 것이며, 남편과 집안사람에게 태교의 책임을 미뤄서는 안 된다.

임신부는 좋은 말과 행동을 하고, 쓸데없이 남의 이야기를 하지 아니하며, 자신이 해야 할 일과 하지 않아야 할 일을 구별하여 행동하고, 정직하고 성실한 삶의 태도를 유지하는 사람들과 어울려야 한다. 도우미가 필요할 경우 그런 사람들을 도우미로 둬야 한다.

혹시라도 좋지 않은 말을 듣거나 일을 겪게 되면 그 행동에서 '혹 나도 그러하지 않은가' 하고 살펴보는 배움의 기회로 삼아 그 문제로 화를 내거나 더 이상 신경 쓰이지 않도록 해야 할 것이다.

사회와 사람에 대해 비판하는 험한 말을 자주 하며, 자신의 허물을 뒤로하고 남을 탓하거나 자신을 자랑하는 이들을 경계해야 한다. 이는 그런 사람의 에너지와 파장을 받을까 우려하기 때문이다. 또한 진실한 사람을 벗으로 하여 사귀어야 하는데, 자신 또한 그런 사람을 닮아갈 수 있기 때문이다. 선한 자녀를 갖고자 한다면 자신부터 선해지도록 하는 노력이 필요하다.

태교를 위해 보아야 할 것과
보지 않아야 할 것

原文 新記 원문 해석

임신한 지 세 달째에 아이의 형상이 비로소 생기니 마치 서각犀角, 코뿔소의 뿔의 무늬가 보는 대로 변화하는 것과 같다. 반드시 귀인貴人이며 호인好人이며 흰 벽옥碧玉이며 공작孔雀새와 같이 빛나고 아름다운 것을 보고, 성현이 가르치고 경계하신 경전을 읽고, 신선이 관대와 패옥을 갖춰 입은 그림을 보아야 한다. 그러나 광대가 난쟁이와 선비, 원숭이 흉내를 내는 것과 형벌로 사람을 동여매 끌고 다니면서 죽이는 것을 보지 말아야 한다. 병의 형상이 남거나 몹쓸 병이 있는 사람과 무지개와 벼락과 번개와 일식, 월식과 별똥별과 혜성, 물이 불어나고 넘치며 화염에 쌓이고 나무가 부러지고 집이 무너지는 것과 짐승의 음란한 짓과 병들고 상傷한 것과 더럽고 미운 벌레들을 임신부의 눈으로 보지 않아야 할 것이다.

自正其心者, 先謹目見

姙娠三月에 形象이 始化하야 如犀角紋이 見物而變하니 必事
見貴人好人과 白璧孔雀華美之物과 聖賢訓戒之書와 神仙冠
珮之畵요 不可見倡優朱儒猿猴之類와 戱謔爭鬪之狀과 刑罰
曳縛殺害之事와 殘形惡疾之人과 虹蜺震電과 日月薄蝕과 星
隕慧孛와 水漲火焚과 木折屋崩과 禽獸淫泆病傷과 及汚穢可
惡之蟲이니라 姙婦目見이라.

　사람이 잉태되면 먼저 눈이 만들어지는데 눈을 바로 뜬
다는 말은 현실을 직시하고 살아간다는 것이며 현명한 태
도를 말한다. 눈이 있어도 보지 못한다는 것은 아직 깨어

나지 못한 것을 말한다. 사람은 보는 것 그 자체로 모든 지식과 사고력의 60% 이상 정보를 얻는다고 한다. 보는 것을 바르게 하는 것이 무엇보다 중요하다고 하겠다. '맹모삼천지교孟母三遷之敎'의 교훈은 교육에서도 무엇보다 보는 것이 중요하다는 점에서 나온 것이다.

임신부가 마음을 바르게 한다는 것은 말과 행동을 가려서 하며, 나쁜 말과 행동을 하지 않음을 말하니, 자신의 일을 책임감 가지고 성실하게 행하며, 주위 사람의 일에 관여하지 말고 자신의 행동을 바르게 함으로써 태아 또한 바르게 자라도록 하는 것이다. 오늘날의 사회 환경은 내가 바르게 행동하고 살아도 자녀가 좋지 않게 될 수가 있다. 하물며 임신부가 헛된 행동으로 생활한다면 태어날 자녀가 바르게 자라기란 불가능하다.

빛처럼 아름다운 아이를 원한다면 아름다운 마음으로 아름다운 글과 그림, 자연과 사회를 보도록 하여야 한다. 좋고 아름다운 것 또한 현실적으로 밖의 세상과 사회이지만, 마음을 어디에 두느냐에 따라 달라지기도 한다. 다시 말해서 어떤 생각과 신념으로 세상을 보느냐에 따라 바깥

사물이 다르게 보인다. 마음이 우울하면 세상이 다 우울하게 보일 수 있고, 마음이 행복하면 세상이 다 행복하게 보일 수 있다.

세상에는 좋지 않고 아름답지도 않은 일이 많은데 그것은 대체로 인간의 바르지 못한 욕심에서 비롯된 것이다. 나쁜 것을 즐겨 보게 된다면 태아는 스트레스와 과한 자극으로 말미암아 바른 아이로 자라기 어려울 수도 있다.

요즘에는 TV나 신문 등을 통해 연일 나쁜 소식들이 쏟아져 나와 우리의 감각을 자극한다. 인터넷에 올려진 정보의 80%는 우리의 의식에 별 도움이 되지 않는 부정적인 것들이다. 즉, 뼈와 살이 되기보다는 힘을 빼게 해서 낭비시키고 시간과 에너지를 소모하게 한다.

대체로 영화는 공포영화의 경우 두려움을 주고, 액션영화는 분노와 파괴적인 생각을 키우게 한다. 그리고 공상영화는 무지한 상태가 되게끔 한다. 오늘날 영화 열 편 중 한두 편만이 우리의 지성과 영성에 도움이 될 뿐이니 영화를 고르는 현명한 안목도 필요하다.

다행히도 출판 분야에서는 좋은 책들이 많이 나오고 있

다. 태교를 주제로 한 책들도 있고, 보다 나은 지식을 제공
해주는 책, 생각을 깊게 하며 감동을 주는 책, 다양한 각도
에서 바라보아 현실의 이해를 넓게 하는 책들도 많다. 심
성을 바르게 닦거나 마음의 상태를 정화하는 데는 성현
의 가르침이 들어 있는 책을 읽는 것이 좋다. 성경이나 불
경·사서삼경 등의 경전이나, 성자나 성현 등 선지식들의
글이 도움이 된다. 또 최근 많이 출판되고 있는 마음을 다
스리는 수양서들도 좋다. 양서를 골라서 가까이하는 것은
태교에 좋은 것이니, 인터넷 책방 및 각 신문사의 추천 도
서를 참고하면 도움이 될 것이다.

태교를 위해
귀로 듣는 것에 대해

원문 해석

　사람의 마음은 소리를 들으면 이끌리니 임신부는 음란한 굿이나 음란한 풍류, 저잣거리 상인들의 시끄럽게 떠드는 소리, 부인네들의 잔걱정과 술주정뱅이의 분하여 욕설하는 소리, 서러운 울음소리 등을 듣지 않아야 할 것이다. 종들로 하여금 멀리 바깥세상의 이치에 어긋난 말들을 전하지 못하게 하고 오직 마땅한 사람을 두어 시를 읽고 글을 외우고 옛날 책 속의 글을 말하거나 아니면 거문고나 비파를 타게 하여 임신부의 귀에 들려주어야 한다.

見目見耳聞

人心之動이 聞聲而感하나니 姙婦不可聞淫樂淫唱과 市井喧譁와 婦人詈罵와 及凡醉酗忿辱徼哭之聲이요 勿使婢僕으로 傳遠外無理之語하고 惟宜有人이 誦詩說書어나 不則彈琴瑟이니라 姙婦耳聞이라.

📖 해설

　말과 소리는 사람의 기운을 움직이며 정보를 전하여 줄 뿐 아니라 마음의 동요를 가져오는 것이다. 모든 사람의 말에는 그 사람의 정신 의식과 애욕의 심리적 상태가 반영되며 또한 건강 상태, 장부 기운의 편차 등을 나타내 주는 파동 에너지를 담고 있다.

　건강이 극도로 나빠서 심리적으로 헤어나지 못한 상태일 때는 병색이 완연히 드러나는 파동 소리가 나오며, 육체의 건강이 양호한 상태라 하여도 마음이 불안정하거나 정신적인 불만과 억울함이 있다면 그 좋지 않은 정도에 따라 불건강한 에너지가 목소리에 실려 나와 전달된다. 그 심리적 상황은 얼굴 표정이나 행동 모습보다 목소리에 쉽게 나타나는 것을 볼 수 있다. 흔히 한의학에서는 이러한 목소리도 사기邪氣라 하여 병을 일으키는 원인으로 바라보았다. 그러므로 외부 통제 능력이 없거나 약한 태아나 소아가 나쁜 파동 에너지를 접한다면 이것도 병의 원인이 될 수 있다.

음란한 소리와 걱정스러운 말, 노여운 소리, 슬픈 감정의 소리 등은 그러한 감정과 같은 상태를 불러들일 수 있다. 이런 소리를 자주 듣다 보면 같은 상황에 휩쓸리기 쉽고, 음란한 소리 또한 자주 듣다 보면 자신도 그런 사람으로 변해 갈 수 있는데, 특히 임신부일 경우에는 태아에게 전달되어 태아의 일생에 좋지 않은 에너지를 줄 수 있다. 세속에서 업業이나 업보業報 혹은 사주팔자四柱八字를 이야기하는 것은 이런 상황이 유전적인 원인으로 영향을 미치는 것을 이른다.

조선시대 당시에는 계급이 존재한 사회여서 상류층 집

안에는 노비와 아랫사람 등이 있었다. 요즘에는 일부 사람들이 파출부를 고용하는 것을 제외하면 다른 사람을 집에 들여 쓰는 일이 거의 없기 때문에 좋지 않은 소식과 말을 전하는 사람은 아마도 주변 가족들과 친구들일 것이다. 실제는 아무런 느낌이나 좋지 않다는 개념도 없이 그냥 전하는 말 가운데에는 필요도 없을 뿐만 아니라 전혀 도움이 되지도 않으며 도리어 해가 되는 말들도 있다. 남편은 임신부와 직접 동고동락하는 관계이므로 가장 많이 접하고 대화도 많이 나누는 사람이다. 따라서 적당하지 못하거나 부적절한 소식과 말을 전하지 않도록 조심해야 한다.

오늘날 사람들 입에 오르내리는 이야기들은 대체로 방송과 신문, 인터넷에 의해서 만들어지고 전해지는데 대체로 이 매체들이 대중주의에 편승하기 때문에 건강하고 건전한 내용이 그다지 많지 않다. 그러니 이것 역시 가려서 보고 들어야 한다. 신문, 방송에서 연거푸 거론하는 기사들은 그것의 잘잘못을 가리는 것이 아니라 실제로는 그런 현상을 확대재생산하는 일이다. 이런 종류의 엉뚱한 정보는 임신부, 청소년은 물론 일반인도 굳이 알 필요가 없는 것이다.

즐겨야 할 소리는 자연의 소리이며, 그보다 더 좋은 것은 사람을 긍정적이며 밝게 움직이는 말소리이다. 세상을 밝고 맑게 움직이는 말소리는 서로가 진정으로 도움을 주고자 하는 하염없는 마음에서 우러나오는 것이니, 마치 어린아이들의 목소리와 같다. 사심이 없이 돕고자 하는 말소리는 성자聖者들의 목소리이며, 성직자의 목소리이며, 진실한 의자醫者의 목소리이며, 부모의 목소리이며, 진실한 남편의 목소리이다.

그 다음이 자연의 소리이다. 이는 레코드 음반에서 들려 나오는 자연의 소리가 아닌 직접적인 소리로, 아무리 잘 녹음된 것이라 하여도 분명한 차이가 있으며 이는 몸에서 즉각 반응한다. 자연의 소리란 여름날 아침 나무 밑에서 들리는 은은한 바람 소리와 매미 울음소리 등 자연의 모든 소리를 말한다. 도시에서도 자연의 소리를 들을 수 있다. 애써 공원을 찾지 않더라도 집 근처 나무 그늘에 앉아 귀를 기울여 보자. 이렇듯 자연은 접하고 보는 것뿐만 아니라 듣는 것만으로도 좋은 에너지가 된다.

대체로 이와 상반되는 인공의 소리는 생체 에너지를 떨어뜨린다. 예를 들면 차 소리, 비행기 소리, 기계 돌아가는 소리, TV에서 나오는 소리 등이다.

앞서 밝혔듯이 고전음악, 성악곡, 악기 연주소리는 대부분 좋으나, 가요나 팝송, 힙합 등 일부는 임신부에게 좋지 않다. 좋고 나쁘다는 것은 우리가 높은 차원을 유지하고 있을 때는 직감적으로 알 수 있지만, 그렇지 않고 낮은 차원에서 머무를 때는 알 수 없을 뿐만 아니라 나쁜 것을 좋은 것이라고 엉뚱하게 착각하여 반응하기도 한다. 이로 인해 건강은 악화되며 만성 질병으로 이어진다. 우리의 의식은 어떠한 것이 좋고 나쁜 것인지 알지 못하더라도 우리 몸은 그대로 정직하게 반응한다. 물이 답을 알고 있다가 아니라 몸이 답을 알고 있다. 좋은 것은 몸을 좋게 하고 나쁜 것은 몸을 해롭게 한다. 몸은 진실을 가늠하는 하나의 척도이며 방향이다.

임신부들은 사람들의 잔걱정 소리를 듣는 것도 피해야 한다. 여성들은 직접 만나거나 전화 통화로 오랜 시간 이야기 나누기를 즐기는 편이다. 서로 간에 이야기를 통해서 마음의 응어리진 부분이 해소되기도 한다. 여기서 문제는 듣는 사람인데, 특히 임신부가 부인들의 사사로운 이야기를 오랜 시간 듣는 것은 생각해 볼 문제이다. 사사로운 이야기를 하다 보면 긍정적이기보다는 부정적인 얘기가 쉽게 나오기 때문이다. 잡담은 자신의 삶을 향상시키고 발전시키는 데 도움이 되지 않으므로, 좀 더 현명하고 진취적이며 포용력이 있는 이웃을 가까이하고 조언을 들을 수 있다면 매우 유익할 것이다. 하지만 그런 이웃을 찾기란 쉽지 않기 때문에 잡담은 짧게 하고 부정적인 이야기가 나오면 주제를 돌려 긍정적인 이야기로 이끌어가야 한다.

임신부의 마음가짐

의사가 처방한 약은 병을 낫게 할 수 있으나 자식의 모양을 아름답게 하는 데 부족하다. 집에 물을 뿌려서 깨끗이 청소하고 고요히 거처하는 것은 태아를 평안하게 할 수 있으나 자식을 재목으로 만들기에는 부족하다. 자식은 피로 말미암아 이루어지고 혈액은 마음으로 인하여 움직이므로, 그 마음이 바르지 못하면 자식이 이루어지는 것 또한 바르지 못하다. 임신부의 도리는 공경하는 마음을 잃지 않아야 하며, 행여 사람을 해치거나 산 것을 죽일 마음을 먹지 말아야 하며, 간사하고 탐하며 도적질하고 시샘하며 훼방할 생각이 가슴에 싹트지 못하게 한 후에야 입에는 망령된 말이 없고 얼굴에는 원망 품은 색이 없을 것이다. 만일 잠깐이라도 공경하는 마음을 잊으면 피가 그릇되기 쉽다. 이것이 임신부가 가져야 할 마음가짐이다.

胎教
新記 원문

妊婦在心正

延醫服藥이 足以止病이로되 不足以美子貌요 汎室靜處 足以
安胎로대 不足以良子材니 子由血成而血因心動일새 其心이
不正이면 子之成이 亦不正하나니 妊婦之道는 敬以存心하여
毋或有害人殺物之意하며 奸詐貧竊妒毁之念을 不使蘗芽於胸
中인 然後에야 口無妄言이며 面無歉色이니 若斯須忘敬이면
已失之血矣니라 妊婦存心이라.

胎教
新記 해설

'모든 것은 마음먹기에 달려 있다'라는 말이 있다. 마음
먹기에 따라서 자신의 상태가 결정된다는 말이다. 어떤 일
이든 마음으로 의미를 두기 때문에 마음을 좋게 먹느냐 나

쁘게 먹느냐에 따라서 미래의 상황이 좌우될 수 있다. 장차 태어날 아이를 잉태할 때 어떤 마음가짐을 유지하는가는 태아의 선천적인 성격과 성향, 품성을 좌우하기도 할 뿐만 아니라 일반적으로 선천적인 인체의 건강 역시 좌우한다. 성급하고 불안하거나 초조한 증상, 흔히 말하는 과잉행동 같은 증상도 일정 부분 임신한 시기의 상황과 대체로 연관이 있다. 또한 태열이라는 아토피의 초기 증상과 선천적인 장기의 허약은 임신 시기 임신부의 마음가짐과 연관되어 발생할 가능성이 높다.

아이가 선천적으로 튼튼하고 건강한 마음가짐과 긍정적이며 활동적이며 활발한 성격을 갖는 것 또한 임신 시기와 관련이 있다. 아이들이 안정된 마음가짐을 유지하여 정서적으로 안정 상태를 유지한다면 임신 시기에 부모가 평온한 마음가짐을 유지하였다고 볼 수 있다.

태교에서 언급하는 모든 내용은 임신부의 마음가짐을 바르게 하기 위한 것이라고 해도 과언이 아니다. 이는 마음가짐이 가장 중요하고 그것에 의해 태아의 많은 부분이 정해지기 때문이다.

무엇이 최선이고 올바른가. 그것은 우리의 본심, 본성, 양심이 알고 있다. 본심에서 벗어난 에고ego는 생각하고 말하고 행동하여 헛된 일을 만든다. 표면적으로 드러난 사회적인 활동은 대체로 본심에서 벗어난 형태로 나타난다. 하지만 자기의 본성과 다를 때가 있다.

그런데 정말 어떤 마음이 더 낫고 좋은가. 임신부의 도리는 '공경하는 마음'이라고 하였다. 공경하는 마음이란 자신의 몸과 마음을 대할 때 공경하는 의식을 가지고 바라보는 것이다.

사람을 대할 때에는 공경하는 마음으로, 세상 만물을 대할 때에도 공경하는 마음으로, 식사를 할 때나 산을 오를 때에도 공경하는 마음으로, 운동을 할 때나 직장 생활을 할 때에도 공경하는 마음으로, 서로가 만나서 교우할 때도 공경하는 마음을 갖는 것이다.

하지만 우리는 왜 세상 사람과 모든 것에 공경하는 마음으로 대하지 못할까? 그 이유가 여러 가지 있겠지만 그중 하나는 자기 자신을 공경하는 마음으로 대하지 않기 때문이다. 숱한 질병도 이로 인해서 발생되는 바 진실로 자신의 몸과 마음을 공경하는 생활 자세가 필요하다. 자신을 공경하지 못하면 다른 어떤 것도 공경하는 마음으로 대하기 어렵다.

세상은 '남을 공경하라'라고 말하지만 이는 순서가 바뀐 말일지도 모른다. 자신을 공경할 수 있을 때 남을 공경할 수 있기 때문이다. 자신을 진실로 사랑해야 남도 제대로 사랑할 수 있다. 자신을 진실로 사랑하지 못하는 사람이 남을 사랑한다는 것은 낮은 차원일 뿐이다. 끝내 에고에 의해서 그 사람을 속박하고 핍박할 뿐이다. 자신을 완전히 사랑하는 사람만이 진실로 다른 사람이나 신에 대한 절대적인 믿음도 생길 수 있다.

임신부가 되어도 자신을 제대로 공경하지 못하는 이유는 무엇일까? 임신을 통한 몸의 변화는 가히 혁명적이라고 할 수 있다. 건강하지 못한 사람이 임신을 통해 건강해지기도 한다. 장수자들 중 다산多産자가 흔하다는 사실도 상기할 필요가 있다. 하지만 임신이라고 하여도 크게 변화된 것은 임신된 몸 상태이지 이것이 의식적인 깨달음이나 통찰을 가져오지는 못하는 것 같다. 물론 임신이라는 과정에서 생명을 깊이 생각하고 삶을 새롭게 정립하는 계기가 되는 것은 틀림없다. 임신은 서서히 어머니와 아버지가 되는 과정이라고 할 수 있다. 그런데 만일 임신이라는 상황이 어떤 의식을 일정 이상 향상시키는 통찰이나 깨달음을 주었다면 인류의 의식은 그 장구한 인류 역사를 통해서 높은 의식 차원으로 성장하였을 것이다.

우리는 자기 자신을 잘 살펴서 스스로에게 이롭게 행동할 거라고 여기지만 실제는 그렇지 않은 경우가 더 많다. 자기를 정말 사랑한다면 남을 미워하거나 화를 내지 않아야 한다. 좋지 않은 감정이나 마음이 남에게 전달되기 이전에 자기부터 해치기 때문이다. 그런데도 우리는 부적절한 말과 행동을 함으로써 자신의 몸과 마음을 해치곤 한다.

또 보편적인 관점에서 완전한 상태를 상정하고 자기 자신을 비하하거나 벌하기도 한다. 이를테면 누군가로부터 인신공격을 받거나 갑자기 불행한 일을 겪었을 때, 스스로 자신을 해친다. 이런 상황은 불완전하거나 낮은 의식 상태일 때 흔히 일어난다. 나아가 성장 과정에서도 외부의 제약이나 강요로 인해 자신의 삶에 한계를 갖게 되어 건강하지 못한 의식 상태가 되기도 한다. 이러한 상태가 계속 유지될 경우, 결혼 후 임신 기간에도 불합리한 생각과 부적절한 행동을 하며 지내기 쉽다. 또한 사회나 가정의 상황이 불량하면 더욱 증폭되어 태아에게 나쁜 영향을 미칠 수 있다.

임신 이전에 정신적인 성장을 위해서 부부가 함께 노력하여 항심恒心을 갖는다면 더 나은 의식 차원으로 접근할 수 있을 것이다. 비록 임신 중이라도 부부가 정성을 다하여 태교에 충실하다면 부모보다 나은 의식을 가진 아이가 태어날 수 있다.

임신부의 말하는 도리

임신부가 말하는 도리는 분하여도 모진 소리를 하지 말고, 성나도 몹쓸 말을 하지 말며, 말할 때 손짓을 하지 말고, 웃을 때 잇몸을 보이지 말며, 사람들과 더불어 희롱하는 말을 하지 말고, 몸소 부리는 종들을 꾸짖지 아니할 것이며, 몸소 닭 개 등을 꾸짖지 말 것이고, 사람을 속이지 말며, 사람을 훼방치 말고, 귓속말을 하지 말며, 근거가 분명치 않은 말을 전하지 말며, 자기가 당한 일이 아니거든 말을 많이 하지 말 것이다. 이것이 임신부의 말하는 도리이다.

心正則言正

姙婦言語之道는 忿無厲聲하고 怒無惡言하며 語無搖手하며
笑無見矧하며 與人不戲言하며 不親署婢僕하며 不親叱鷄狗
하며 勿誑人하며 勿毁人하며 無耳語하며 言無根이어든 勿傳
하며 非當事어든 勿多言이니라 姙婦言語라.

■ 해설

　조선시대는 유교 철학이 사회의 근간 이념이다 보니 예
의와 법도를 중요하게 여겼다. 그래서 해야 할 것과 좋은
일 하기를 권유하기보다는 주로 금지하는 내용이 많았다.
공맹 사상이 세상을 지배하는 사회에서는 이성적으로 금
하고 당부한 조언들이 많은 것은 당연한 일일 것이다.
　한편, 그 당시는 문화 수준이 낮을 뿐만 아니라 특별히
교육이라고 할 만한 것이 없었다. 유교 철학에 입각한 사
대부들의 입장에서 보았을 때 일반 대중들은 동물적인 본

능과 감각으로 세상을 살아가고 있다고 생각했을 것이다. 이에 따라 공맹 사상에 기초한 금기가 많게 된 것이 아니었을까?

분하여 성이 나 소리를 지르고 못된 말을 하게 되면 그 말은 분쟁과 다툼의 씨앗이 된다. 현실은 더 어려움에 봉착하고 감정이 격해져서 심신 안정을 해치게 되니 격정적인 감정은 기운을 문란하게 만들어 장부臟腑의 기운이 영향을 받기 때문에 태아의 심신 건강에도 해를 미치게 된다. 태아는 임신부가 주위 사람과 대화를 나누어 반응할 때 임신부와 감응하게 되기 때문에 태아를 위한다면 말을 가려서 듣고 좋은 말을 하여야 할 것이다. 좋은 말이란 남을 유익하게 하는 것이니 남을 위한 것이 결국 자신을 위한 일이 되기도 한다.

끝 부분에 '근거가 분명치 않은 말을 전하지 말며'라 하였는데, 모든 오해는 확실하지 않은 사실을 진실로 여기는 데에서 기인한다. 요즘처럼 혼탁한 세상에서 정치적 발언과 대중적인 뉴스 또한 그런 경향이 있다. 좋은 일같이 들리는 사건도 실제 내용을 들여다보면 그렇지 않을 수 있으며, 불행한 일도 실제 내용은 그렇게 나쁜 일이 아닐 수 있다. 전하여 듣는 제삼자가 오해를 하여 피해를 입거나 줄 수도 있으니, 대중적인 말들은 현명한 눈으로 진위와 허실을 보아 넓은 성찰 속에서 판단해야 한다.

또한 '자기가 당한 일이 아니거든 말을 많이 하지 말 것'이라고 하였다. 자신이 직접 겪지 않은 일들을 - 좋은 일이든 나쁜 일이든 - 주위 사람에게 말하는 것은 듣는 사람의 입장에서 보면, 그 일을 있는 그대로가 아니라 왜곡해서 받아들일 소지가 있다. 대중 뉴스나, 사람들의 입을 통해 오르내리는 이야기의 많은 것들이 그렇게 불충분한 내용인 것이다.

우리나라 사람은 언제부터인가 남이 잘되는 것을 칭찬하고 격려하기보다는 부러워하고 시기하기 일쑤라서, 자신의 역량과 재주를 자랑하지 않고 숨기니 - 그렇지 않으면 뜻하지 않게 부당하게 피해를 보기에 - 나라의 발전이 더디어 왔다. 남의 일에 대해서 말하는 사람이 드물지 않고, 이로 인한 피해 또한 적지 않아 도리가 아니니, 자리에 없는 사람의 얘기는 삼가야 할 것이다. 만일 임신부가 남들의 얘기를 주로 하다 보면 임신부로서 자신이 해야 할 일과 도리를 잊어버리거나 소홀하기 쉽기 때문에 삼가야 한다. 바른 마음을 가지고 있다면 삼가야 할 것이 무엇인지 잘 알아 바른 언행을 할 것이다.

임신부의
생활상 건강관리

원문 해석

　임신부가 거처와 생활 방식에 유의하지 않으면 임신을 보전하는 데 위태로울 수도 있는지라, 임신부가 이미 아기를 가졌거든 부부가 함께 잠자리를 하지 말고, 옷을 너무 덥게 입지 말고, 음식을 너무 배부르게 먹지 말며, 너무 오래 누워 잠자지 말고, 모름지기 때때로 가벼운 행보를 하여 운동을 하며, 찬 곳에 앉지 말고, 더러운 거처에 앉지 말며, 악취를 맡지 말고, 높은 곳에 있는 측간에 가지 말며, 밤에 문밖에 나가지 말고, 바람 불고 비 오는 날에 나가지 말며, 산과 들에 나가지 말고, 우물이나 무덤을 엿보지 말며, 옛 사당에 들어가지 말고, 높은 데 오르거나 깊은 데 가지 말며, 험한 곳을 건너지 말고, 무거운 것을 들지 말며, 노력이 지나쳐 몸과 마음을 상하게 하지 말고, 침이나 뜸을 함부로 사용하지 말며, 탕약을 함부로 먹지 말아야 한다. 항상 마음을 맑게 하고, 고요하게 거처하여 온화함을 적당히 유지하며, 머리와 몸가짐과 입과 눈의 단정함이 하나와 같이 할 것이다.

원문

外養則居處爲先

居養不謹이면 胎之保危哉라 姙婦旣姙에 夫婦不同寢하며 衣無太溫하며 食無太飽하며 不多睡臥하고 須時時行步하며 不坐寒冷하며 不坐穢處하며 勿聞惡臭하며 勿登高廁하며 夜不出門하며 風雨不出하며 不適山野하며 勿窺井塚하며 勿入古祠하며 勿升高臨淵하며 勿涉險하며 勿擧重하며 勿勞力過傷하며 勿妄用鍼灸하며 勿妄服湯藥이요 常宜淸心靜處하야 溫和適中하며 頭身口目이 端正若一이니라 姙婦居養이니라.

임신 중에 유산이 되기도 하는데 첫째, 태아 자체에 문제가 있는 경우로 부모의 건강 상태에서 비롯되기도 한다. 임신 이전부터 있던 유전적인 문제로 인해 태아가 건강하지 못한 경우 자연유산이 이루어지기도 한다. 둘째, 임신 기간 중 임신부의 생활에 문제가 있어 유산이 되기도 한다. 이에 대해 임신부가 거처와 생활 방식에 유의하지 않으면 임신을 보전하는 데 위태로울 수도 있다고 생활상의 문제를 거론하였다. 이중 여기에서 거론된 부분을 살펴보자.

- 부부가 함께 잠자지 않는다: 임신 중 과도한 부부관계로 인한 유산 가능성이 있다.

- 높은 데 오르거나 깊은 데 가지 않으며, 험한 곳을 건너지 말고, 무거운 것을 들지 말며, 노력이 지나쳐 몸과 마음을 상하게 하지 않는다: 과로로 유산할 수 있다. 장시간 운전하거나 장거리 승차를 한 이후 유산이 되거나, 집안의 관혼상제나 이사 후 과로로 유산이 되기도 한다.

- 탕약을 함부로 먹지 않는다: 약이 유산을 유발하지는 않지만, 임신 초기에 임신한 줄을 모르고 감기약 등을 먹었다가 태아의 기형을 걱정해 스스로 유산을 택하는 경우가 적지 않다.

임신 시 성관계에 대해서 임신부가 이미 아기를 가졌거든 부부가 함께 잠자리를 하지 말라 하였다. 이 점은 가능한 지키는 것이 바람직하다. 임신부가 태아를 가진 채 잦은 성관계를 갖는 것은 결코 좋지 않다. 무리하면 태아에게 좋지 않을 뿐만 아니라 그 과정에서 흥분하거나 성호르몬이 분비되는 것도 고려해야 한다. 푸른아우성 상담소 구성애 대표의 말에 따르면 임신 중 어머니가 성관계를 과하게 하면 성적으로 민감한 아이가 태어날 확률이 높다고 한다.

임신부는 겨울에 옷을 너무 덥게 입지 말아야 하고, 식생활에서는 적당한 양의 식사를 해야 한다. 또한 안일하게 생활하는 것이 결코 좋지 않으니 너무 긴 시간 잠을 자서는 안 되고, 적당한 운동이 필요하므로 가벼운 행보를 하여 몸을 움직여야 한다. 그리고 앉을 자리를 살펴 앉아야 하는데, 찬 곳에 앉지 말고 더러운 곳에도 앉지 말아야 한다. 좋지 않은 냄새도 피해야 하며, 위험하거나 불량한 일을 예방하기 위해서는 밤에 외출하는 것을 자제하고, 날씨가 좋지 않을 때에도 외출을 삼가야 한다. 또한 산과 들에 나가지 말고, 우물이나 무덤도 가까이하지 말아야 하며, 옛 사당에도 가면 안 된다. 몸이 다쳐서도 안 되기 때문에 높은 데 오르거나 험한 곳을 다니지 말고, 무거운 것을 들지 말며, 노력이 지나쳐 몸과 마음을 상하게 해서는 안 된다. 수영도 함부로 하지 않는 게 좋다.

당시에는 의료 수준이 일천하였던 바, '침이나 뜸을 함부로 사용하지 말며, 탕약을 함부로 먹지 말아야 한다'고 하였다. 임신 중 한약과 침 시술에 대해 논하자면, 정확한 진단과 그에 합당한 치료를 한다면 부작용이 있을 수 없다. 오히려 임신부와 태아의 건강 유지에 도움이 될 것이다. 임신부들이 겪을 수 있는 입덧이나 유산 전조증, 임신 시 다리 및 허리의 염좌 및 통증, 임신 중 감기, 임신 중 빈혈, 임신중독증 등에서 침과 한약을 사용하여 치료를 하기도 한다. 하지만 건강한 사람은 한약을 사용하지 않아도 되며, 또 유산 가능성이 높을 경우나 기형아 임신의 우려가 있을 경우에도 사용하지 않는다. 현대 의학의 진단이

임신부의 양생법은

항상 마음이 맑고 고요하고

온화하게끔 유지하며,

생각하는 것과 몸가짐과

말하는 것과 보는 것이

건전해야 한다.

이루어지지 않은 상황에서 유산하거나 기형아가 태어났을 때 혹시라도 한약이나 침 시술이 원인이라고 오해하여 문제가 될 수 있기 때문이다. 어쨌든 정확하지 않은 진단과 무분별한 치료는 태아에게 해가 될 우려가 있으므로 의료와 관련해서는 신중해야 한다.

결국 임신부의 양생법은 항상 마음이 맑고 고요하고 온화하게끔 유지하며, 생각하는 것과 몸가짐과 말하는 것과 보는 것이 건전해야 한다.

임신부가 가정에서 할 일에 대해

원문 해석

　　임신부는 일을 맡길 사람이 없다 하더라도 할 만한 일만 가려서 할 것이니, 몸소 누에를 치지 말고, 베틀에 오르지 말 것이며, 바느질을 할 때도 조심하여 바늘로 하여 손을 상하게 하지 말며, 반찬 만드는 일을 반드시 조심하여 그릇이 떨어져 깨지게 하지 말며, 찬물에 손을 대지 말 것이며, 날카로운 칼을 쓰지 말며, 산 것을 칼로 베지 말며, 자르기를 반드시 모가 바르게 할 것이니 이것이 임신부가 할 일이다.

姙娠事爲

姙婦苟無聽事之人이어든 擇爲其可者而已요 不親蠶功하며
不登織機하며 絳事랄 必謹하야 無使鍼傷手하며 饌事必謹하
야 無使器墜破하며 水漿寒冷을 不親手하며 勿用利刀하며 無
刀割生物하며 割必方正이라 姙婦事爲라.

■胎教新紀 해설

요즘에는 누에치기, 베틀 짜기, 바느질을 거의 하지 않지
만 당시에는 여자들이 주로 하는 일이었다. 임신부가 부엌
일을 하지 않거나 일을 하지 않은 것은 당시의 계급 사회
를 반영하고 있기 때문에 오늘날에는 부적합한 부분이기
도 하지만, 무리하여 태아를 해롭게 하는 일을 하지 말라
는 주의가 담긴 내용이다.

앞서 자연유산이 되는 경우를 설명하였지만 유산이 주
로 오랫동안 차를 타거나, 집안의 애경사로 며칠간 과로한

이후에 발생하는 것으로 보아 일상적인 집안일도 과로하면 태아에게 해가 될 수 있다. 유산 방지와 함께 '날카로운 칼을 쓰지 말라' '바르게 자르라' 하고 당부한 것은 생활에서 마음을 평정하게 하고 바르게 쓰는 것을 강조한 말이다. 임신 기간의 바른 자세와 생활 습관은 태아에게 참되고 바른 교육의 장이 될 것이다.

오늘날에는 컴퓨터를 사용하는 일이 많아, 컴퓨터 앞에 앉아 장시간 근무하는 직장인들이 많은데, 컴퓨터의 전자파가 임신 시기에 유해하지 않다고 말할 수는 없다. 또한 매스미디어의 발달로 우리 사회는 난잡하거나 난폭한 장면을 인터넷과 케이블TV, 비디오 등을 통해서 어떤 나라보다 쉽고 빠르게 접할 수 있다. 이러한 유해한 환경으로부터 스스로 자제하고 조절하는 능력이 요구된다.

임신부가 무리하거나 과로를 해서는 안 되지만, 일을 아예 하지 않고 몸을 전혀 움직이지 않아서도 안 된다. 요즘에는 임신 중에 과로하는 경우보다 안일하고 나태한 생활을 하여 태아가 유산되거나 비대해지는 경우가 더 많다. 또 출산 이전에 유산기가 있어서 고생하거나 자연분만을 하지 못하여 산후 잡병이 생기기도 한다.

　산책이나 운동을 거의 하지 않고 집 안에서만 나태하게 보내면 의욕 감퇴나 혹은 우울증이 생겨나 심신의 건강을 잃을 수 있다. 임신부의 적당한 운동과 일은 태아의 육체적 건강을 증진시킬 뿐 아니라 정서 안정을 위해서도 필요한 것이다. 세상은 적극적이며 긍정적으로 사는 사람에게 능력과 기회를 주는 것은 틀림없는 사실이다. 세상과 주위 사람을 위해서 일을 한다면 신바람이 날 것이고 자녀 또한 영적인 발전에 도움이 될 것이다.

　임신 중 활동에 대한 조언

- 올바른 정신을 갖고 바른 행동을 한다.
- 스스로 자신의 발전에 노력을 쏟는다.
- 좋은 책을 매일 접하도록 한다.
- 사람과 사회에 애정과 희망을 가지고 일하는 사람을 접한다.
- 몸을 게을리 하지 말고 부지런히 한다.
- 규칙적인 생활을 습관화한다.

임신부가 앉고 움직일 때 주의할 점

胎敎新記 원문 해석

임신부는 단정히 앉아야 한다. 몸을 옆으로 기울이지 말고, 바람벽에 기대지 말며, 두 다리를 뻗고 앉지 말며, 웅크리고 앉지도 말며, 마루 가장자리에 앉지 말며, 앉아서 높은 곳의 물건을 내리지 말며, 서서 땅에 놓인 것을 집지 말며, 왼편의 물건을 오른손으로 집지 아니하며, 오른편의 물건을 왼손으로 집지 아니하며, 어깨까지 움직여 돌아보지 말며, 임신하여 만삭이 되거든 머리 감지 말 것이니, 이것이 임신부가 앉고 움직일 때의 행동이다.

姙娠坐動

姙婦端坐하야 無側載하며 無恃壁하며 無箕하며 無踞하며 無
邊堂하며 坐不取高物하며 立不取在地하며 取左不以右手하
며 取右不以左手하며 不肩顧하며 彌月이어든 不洗頭니라 姙
婦坐動이라.

🈺 해설

　임신부가 행여 허리, 다리, 몸의 근육 염좌가 생기지 않
도록 세세하게 주의사항을 나열해 놓았다. 당시에는 의료
인이 극히 부족하고 건강 지식도 미흡하였기 때문에 이렇
게 세세하게 기록한 것이라 본다.

　몸을 옆으로 기울이지 말라는 것은 바른 자세가 바른 태
아 상태를 유지하는 것이고, 기울어지면 태아 또한 기울어
지기 때문이다. 벽에 기대지 말라는 것은 찬 기운이 몸에
들어와 상한上寒이나 감기에 걸릴 우려가 있기 때문이다.

몸을 옆으로 기울이지 말라는 것은

바른 자세가 바른 태아 상태를

유지하는 것이고,

기울어지면 태아 또한

기울어지기 때문이다.

두 다리를 뻗지 말라는 것은 단정하지 못한 자세는 마음까지 단정하지 못하게 될 수 있기 때문이다. 웅크리고 앉지도 말며, 마루 가장자리에 앉지 말며, 앉아서 높은 곳의 물건을 내리지 말며, 서서 땅에 놓인 것을 집지 말며, 왼편의 물건을 오른손으로 집지 아니하며, 오른편의 물건을 왼손으로 집지 아니하며, 어깨까지 움직여 돌아보지 말라고 한 것은 바른 자세를 유지할 뿐 아니라, 과한 자세와 행동으로 근육 염좌가 발생하여 임신부가 고생할 수 있기 때문이다. 임신부가 고생하면 태아에게도 나쁜 영향이 미친다.

임신을 해서 만삭이 되었을 때 머리를 감지 말라는 것은 당시 생활환경이 손쉽게 머리 감는 일이 불가능했기 때문이다. 당시는 우물이 멀거나 집안에 물이 풍족하지 못한 경우가 대부분이었다. 임신부가 우물에 가자면 번거롭고 행여 냇물에 빠지거나 물길에 미끄러져 다칠 수도 있다. 그리고 남정네에게 희롱을 당할 우려도 있으며, 머리 감고 나서 마르지 않은 과정에서 찬바람의 맞아 두풍증頭風症이나 감기에 걸릴 수도 있기 때문일 것이다.

임신부가 다닐 때
주의할 점

胎教新記 원문 해석

임신부는 서 있거나 걸어 다닐 때 한 발에만 힘주지 말며, 기둥에 기대지 말고, 위태로운 데를 밟지 말며, 기울어진 샛길로 다니지 말며, 계단을 오를 때는 반드시 일어서서 오르고, 계단을 내려올 때는 반드시 앉아서 내려오며, 급히 내달리지 말며, 뛰어 건너지 말 것이니, 이것이 임신부가 걷거나 서 있을 때의 자세이다.

胎教新記 원문

姙娠行立

姙婦或立或行하되 無任一足하며 無倚柱하며 無履危하며 不

由仄遷하며 升必立하며 降必坐하며 勿急趨하며 勿躍過니라
姙婦行立이라.

해설

임신부가 행동을 바르고 곧게 하여 태아 건강을 최상으로 유지하도록 하기 위한 방법을 논하였다. 두 발로 서지 않고 한 발로 선다면 임신부가 중심을 잃고 넘어질까 우려되고, 또한 자신의 힘으로 중심을 잡지 않고 어떤 물체에 기댄다면 자세뿐만 아니라 기운이 흐트러질 수 있다. 좁은 샛길이나 인적이 드문 길을 가지 말라고 하는 것은 혹시라도 당할지 모를 봉변이나 불미스러운 일을 미연에 방지하기 위함이다. 일어서서 오르고, 앉아서 내려가라는 것은 몸의 위치와 자세에서 안정을 취하라는 것이며, 급히 달리거나 뛰어 건너지 말라는 부분도 행여 태아에게 충격이 가지 않을까 염려한 것이다.

오늘날에는 임신부가 밖에 다닐 때 흔히 자동차를 이용

일어서서 오르고, 앉아서 내려가라는 것은

몸의 위치와 자세에서 안정을 취하라는 것이며,

급히 달리거나 뛰어 건너지 말라는 부분도

행여 태아에게 충격이 가지 않을까

염려한 것이다.

한다. 자동차는 문명의 이기利器이지만 이로 인한 부작용도 적지 않다. 임신 초기 3개월 이내에 임신부가 오랜 시간 자동차를 타는 것은 유산을 초래할 수 있다. 옛말에 '임신 중에는 승거乘車하지 말라' 하였으니 마차를 타면 진동이 골반을 통해 태아에게 전달되어, 오래 탔을 경우 이로 인해 태반 악화나 유산이 될 우려가 있기 때문이다. 가능하면 1시간 이내에서만 자동차를 이용하는 것이 좋고, 만약 먼 거리라면 기차나 비행기를 이용하는 것이 안전할 것이다. 더욱이 유산기가 있다면 차를 타는 것은 삼가고 안정을 취해야 한다.

임신부가 주의해야 할 것 중 다른 하나는 문밖출입이다. 오늘날에는 생활이 편리해져 안일한 임신 생활을 하는 경우가 적지 않다. 이로 인해 태아 또한 그리되어 임신 말기에 유산 가능성이 있을 수 있으며, 분만 중에 난산을 하게 되거나 아이가 허약하게 태어날 수가 있다. 예전에는 임신 중에도 많은 노동을 하여서 순산할 수 있었다. 부엌에서 혹은 밭에서 심지어는 화장실에서도 출산을 하였다. 오늘날은 이렇게 순산하는 경우는 드물다고 본다. 그 이유가 대부분 임신부의 활동 부족인데, 유산 방지를 한다고 절대적 안정을 취하기 위해서 수십 일 동안을 누워만 있으려는 것이 타당한지 생각해 볼 부분이다. 임신 초기가 아니고, 유산기가 없다면 일상의 육체적인 노동이나 격하지 않은 운동을 지속하는 것이 태아 건강을 위해서 필수적인 요소이다.

임신부가 잠잘 때
주의할 점

원문 해석

　임신부가 자고 눕는 방법은 잘 때 엎드리지 말며, 누울 때 똑바로 눕지 아니 하며, 몸을 굽혀서 눕지 말며, 문틈 쪽으로 눕지 말며, 덮지 않고 잠자지 말며, 한더위와 한추위에 낮잠 자지 말며, 배불리 먹은 후 바로 자지 말고, 달수가 차거든 옷을 쌓아 옆에 고이고, 밤의 절반은 왼쪽으로 눕고 밤의 절반은 오른쪽으로 누워 자야 한다. 이것이 임신부의 자고 눕는 방법이다.

원문

姙娠寢臥

姙婦寢臥之道는 寢無伏하며 臥毋尸하며 身毋曲하며 毋當隙하

며 毋露臥하며 大寒大署에 毋晝寢하며 毋飽食而寢하고 彌月則
積衣支旁而半夜左臥半夜右臥하야 以爲度니라 姙婦寢臥니라.

胎教 해설
新記

　앞의 임신부 수면 건강 수칙은 현대 의학적인 측면에서도
타당한 내용이다. 임신 초기라도 엎드려서 자는 것은 좋지
않은데 이는 일반 성인도 마찬가지이다. 또 창문 틈 쪽으로
눕지 않아야 하고, 이불을 반드시 덮어야 하는데, 감기나 두
풍 등의 증상을 일으키는 것을 막기 위해서이다. 음식을 먹
은 후 바로 잠을 청하는 것도 좋지 않은데 많이 먹고 자면 소
화 장애가 일어나고 혈액 중에 불순한 담음이 형성되기 쉽기
때문이다. 태아가 많이 자라면 임신부는 양다리 사이에 이불,
베개 같은 것을 고여 편안한 자세를 취하도록 하고, 잘 때는
좌우 한쪽씩 번갈아 가며 모로 누워 자는 것이 좋다. 이는 내
장의 한쪽 쏠림 현상으로 인해 장기의 위치가 불안정해지는
것을 막고 혈액순환의 흐름을 원활하게 하기 위해서이다.

임신부가 음식에
주의할 점

원문 해석

　임신부가 음식을 먹을 때에는 모양이 바르지 않거나 벌레 먹은 과일을 먹지 말며, 썩어서 떨어진 것도 먹지 말며, 익지 않은 열매와 푸성귀를 먹지 말며, 찬 음식도 먹지 말며, 상한 밥과 음식을 먹지 말며, 상한 생선과 고기를 먹지 말며, 빛깔이 좋지 않은 것도 먹지 말며, 냄새가 좋지 않은 것도 먹지 말며, 제대로 익히지 않은 것도 먹지 말며, 제철 아닌 것을 먹지 말며, 고기가 많아도 밥보다 많이 먹지 않도록 해야 한다.

　술을 먹으면 백 가지 혈맥이 풀린다. 나귀와 말고기와 비늘 없는 물고기는 해산解散을 어렵게 하며, 엿기름과 마늘은 태를 삭게 하고, 비름과 메밀과 율무는 태를 떨어뜨릴 수 있으며, 참마와 메와 복숭아는 자식에 마땅치 아니하다. 개고기는 자식이 소리를 내지 못하고, 토끼고기는 자식이 언청이가 되고, 방게는 자식이 옆으로 나오고, 양의 간은 자식이 병치레가 잦고, 닭고기나 달걀을 찹쌀과 같이 먹으면 자식이 촌백충이 들고, 오리고기나 오리 알은 자식이 거꾸로 나오고, 참새고기는 자식이 음란하고, 생강 싹은 자식이 육 손가락을 가지고 나오고, 메기는 자식이 감식疳蝕이 잘 나고, 산양의 고기는 자식이 병이 많고, 버섯은 자식이 자주 놀라 경풍을 잘 일으키고 쉽게 죽느니라.

계피와 생강으로 양념하지 말며, 노루고기와 말조개로 국을 끓이지 말며, 쇠무릎과 화살나무 순으로 나물을 무치지 말며, 자식이 단정하기를 바라거든 잉어를 먹으며, 자식이 슬기롭고 기운 세기를 바라거든 소의 콩팥과 보리를 먹으며, 자식이 총명하기를 바라거든 해삼을 먹으며, 해산을 하거든 새우와 미역을 먹을지니, 이것이 임신 중 음식의 주의점이다.

姙娠飮食之道

姙婦飮食之道는 果實이 形不正不食하며 蟲蝕不食하며 腐壞不食하며 瓜蓏生菜를 不食하며 飮食에 寒冷不食하며 食饐而餲와 魚餒而肉敗를 不食하며 色惡不食하며 臭惡不食하며 失飪不食하며 不時不食하며 肉雖多나 不使勝食氣니라.

服酒하면 散百脈이요 驢馬肉 無鱗魚는 難産하고 麥芽葫蒜은 消胎하고 莧菜 蕎麥 薏苡는 墮胎하고 薯蕷 旋薑 桃實은 不宜子하고 狗肉은 子無聲하고 兎肉은 子缺脣하고 螃蟹는 子橫生하고 羊肝은 子多厄하고 鷄肉及卵이 合糯米면 子病白蟲하고 鴨肉及卵은 子倒生하고 雀肉은 子淫하고 薑芽는 子多指하고 鮎魚는 子疳蝕하고 山羊肉은 子多病하고 菌蕈은 子驚而夭니라.

桂皮 乾薑을 勿以爲和하며 獐肉馬刀를 勿以爲臛하며 牛膝 鬼箭을 勿以爲茹하고 欲子端正이어든 食鯉魚하며 欲子多智有力이어든 食牛腎與麥하며 欲子聰明이어든 食黑蟲하며 當産이어든 食蝦與紫菜니라 姙婦飮食이라.

　오늘날 임신부들은 대체로 일부러 음식을 가려서 먹지 않는다. 그 이유는 임신 중의 식생활 습관이 아이에게 얼마나 영향을 미치는지 잘 모르기 때문이다. 또한 과거 어느 때보다 풍족해지고 청결해진 식생활로 인해서 임신부와 태아 모두 양호한 건강 상태를 유지하기 때문이라고 본다.

　과거에는 불결한 음식으로 인한 질병 발생이 많았다. 여기에서는 상한 음식, 설익은 음식 등을 삼가라고 당부하였다. 이어지는 내용에서 '어떤 음식을 먹으면 아이가 어떻게 된다'라는 것은 그 기운으로 인해 태아에게 영향이 미칠 수 있다는 점을 새겨보는 정도로 참조하면 되겠다. 예를 들면 개고기를 먹었을 때, 자식이 소리를 내지 못한다는 것은 현대 지식으로 보면 타당성이 없다. 하지만 이런 육류 음식을 편식하게 되면 그 음식에 들어 있는 기운이 과다하게 되고 그 영향을 받게 되는 것은 틀림없다. 뱀을 자주 먹는 사람과 소고기를 자주 먹는 사람은 뱀과 소의 기운을 받게 되는 것이다.

채식을 위주로 한 사람들은

순한 심성을 갖게 되고,

육식을 즐겨 하는 사람은

난폭하거나 경쟁적이고

사나운 심성을 갖기 쉬운 것과

같은 이치이다.

채식을 위주로 한 사람들은 순한 심성을 갖게 되고, 육식을 즐겨 하는 사람은 난폭하거나 경쟁적이고 사나운 심성을 갖기 쉬운 것과 같은 이치이다.

　임신 중에 먹는 음식은 임신부의 피가 되어 태아에게 영향을 공급하게 된다. 그러므로 임신부가 섭취하는 음식의 종류와 품질 그리고 식습관에 따라서 태아의 건강 상태가 좌우될 수 있다. 영양 공급의 주 부분은 바로 임신부가 먹는 음식물이 체화體化되어서 발생한다. 따라서 임신부는 건강 상태를 임신 이전에 미리 개선하고, 임신 중에는 좋은 음식을 가려서 충분히 섭취하는 것이 필요하다. 물론 음식물을 충분히 섭취하는 것은 운동 부족과 비만 상태에서 과량의 칼로리 섭취를 말하는 것은 아니다. 필요 이상의 음식물, 영양분은 비만·담음痰飮·적취積聚의 원인이 되기도 한다. 하지만 필요량 이하의 음식물 섭취는 태아 건강 상태를 약화시켜 저체중, 허약아 출산 등의 원인이 되기도 한다.

　임신부에게 좋은 식생활 습관은 첫째, 곡류를 주식으로 하고 나물류, 채소류, 해조류를 즐겨 하는 것이다. 쌀, 보리,

밀, 콩 등의 곡류는 우리에게 꼭 필요한 탄수화물이라는 성분을 통해서 생명 유지의 근간 에너지를 만든다. 동서고금을 통해서 볼 때 인류는 곡류를 통해서 생명을 유지했음을 분명히 알 수 있다. 하지만 간혹 밥 위주로만 구성된 불균형한 식생활을 하는 임신부도 있는데 이는 태아의 건강을 위해 개선해야 할 부분이다. 우리의 산과 들에 나는 많은 나물류는 각종 비타민과 철, 인과 같은 미네랄 등 여러 가지 성분과 생명 에너지를 포함하고 있다. 무기질, 미네랄 등이 많이 들어 있는 자연식품은 인체 구성 성분과 에너지를 충족하는 데 필요하다.

둘째, 불건강하게 만드는 음식을 삼간다. 예를 들면 콜라, 사이다 등 인공 음료에서 햄, 소시지 등 가공식품에 이르기까지 자연식품이 아닌 것은 일단 피하는 것이 좋다.

셋째, 기름진 음식을 삼간다. 기름에 튀긴 감자, 닭 등은 불포화지방산을 함유하여 몸의 독소로 작용하여 신경을 날카롭게 하고 정신 기능을 부조화하게 만들며 몸에 불필요한 지질을 형성하여 비만을 유발한다.

넷째, 너무 맵거나 너무 짜거나 너무 뜨겁거나 너무 찬 음식을 삼간다. 평소 매운 것이나 찬 음식을 즐겼다고 하더라도 임신 때만큼은 그 식습관을 완화시켜서 담백하고 미지근한 음식으로 하는 것이 좋다. 짜고 맵고 자극적인 음식은 바로 혈액의 성질이 되어 태아의 조직 세포에 자극적인 영향을 줄 우려가 있다.

식품을 구입할 때 경제적 상황이나 구입 편의성 등 여러 형편을 고려해야겠지만 임신 중에는 가능하다면 유기농 식품을 선택할 것을 권한다. 임신부가 유기농 식품을 먹으면 태아의 건강에 도움이 될 뿐만 아니라, 유기농 농업이 활성화되어 이로써 땅의 건강성을 유지하는 데 도움이 된다. 하지만 유기농 식품을 섭취하기 위해 경제적으로 무리를 하거나, 유기농이 아닌 일반 식품을 섭취한다고 해서 불안해 할 필요는 없다. 대체로 우리 몸은 잔류 농약이나 미세한 중금속이 남아 있는 식품이라고 하여도 정화 능력이 있어서 안전성을 확보하고 있기 때문이다.

식생활 건강 측면에서는 음식의 내용물도 중요하지만 식사하는 습관도 중요하다. 식사 시간과 섭취량에서 불규칙한 습관을 갖는 것은 몸의 순조로운 리듬을 훼손하고 생리의 원활한 순환을 방해한다. 그로 인해 불필요한 잡념이 생기고, 신경 작용이 잘 조절되지 않기도 한다. 음식 섭취 시간과 양을 규칙적으로 하는 것은 몸의 흐름과 리듬을 조화롭게 하며 생리적 능력을 완전히 유지하는 밑거름이 된다.

대체로 가정에서 혼자 있는 경우가 많은 주부들은 식생활이 불규칙해지기 쉽다. 이를 경계하여 삶의 리듬과 조화를 찾는 것이 필요하다. 태아도 리듬과 안정을 필요로 한다. 임신 중 생활 습관은 태아에게 직접적인 영향을 미치고 출생 이후 삶의 진행 과정에서도 간접적인 영향을 미친다. 임신 때 안정과 규칙적인 생활 습관을 유지하는 것은 태아의 건강과 향후 삶의 건강한 패턴을 갖는 데 일조한다.

출산할 때
주의할 점

원문 해석

　임신부가 출산을 하기 전에 음식을 충분히 먹고, 천천히 다니기를 자주 하며, 잡인雜人을 만나지 말 것이며, 신생아를 보아 줄 사람은 반드시 가려서 뽑고, 아파도 몸을 비틀지 말며, 뒤로 비스듬히 누우면 출산하기 쉬우니, 이것이 임신부가 출산할 때의 방법이다.

원문

姙娠當産

姙婦當産에 飮食充如也하며 徐徐行頻頻也하고 無接雜人하며 子師必擇이요 痛無扭身하며 偃臥則易産이니라 姙婦當産이니라.

분만 이전에 임신부에게 음식을 충분히 섭취하라고 권하는 것은 자연분만 시 에너지 소모가 많아져 임신부의 힘이 부족해지는 일을 방지하기 위해서이다. 과거에 비하면 오늘날은 영양 섭취가 충분할 수 있으나 평소 음식 섭취량이 부족하여 근력이 부족한 임신부는 자연분만 과정에서 힘들어 할 수 있다.

해산달이 되더라도 운동을 꾸준히 하여 분만과 산후 회복을 돕도록 하여야 한다. 하지만 최근에는 유산기가 있을 경우 운동을 전혀 못 하게 하고 누워만 있으라는 처방을 한다. 어쩔 수 없는 방도라고 볼 수도 있지만, 이것은 산모와 아이의 건강을 크게 악화시키는 일이기도 하다. 따라서 특별한 상황이 아니면 가능한 한 움직이고 활동하여 아이의 건강과 순산을 돕도록 하는 것이 중요하다.

임신부가 유산기가 있다고 하여 수개월 동안 집에서 누워만 있는 등 활동을 하지 않아 건강이 악화되었고, 산후에 아기와 함께 심하게 고통받았던 사례도 있으니 신중해야 할 문제이다.

임신부가 출산을 하고 난 후, 산후 과정을 돕거나 필요한 경우를 제외하고 평소 알지 못하는 사람을 만나지 말라는 것은 행여 그 사람이 말과 행동을 함부로 하여 산모의 심신 안정을 해치거나 상처를 줄 수도 있기 때문이다.

오늘날은 주로 병원 산부인과에서 출산을 하므로 분만할 때에는 병원 의료진의 도움을 받는다. 하지만 이후 산후 조리 과정에서나 산모가 직장 생활을 해야 하는 경우, 아기를 돌볼 사람이 필요하다. 이때에는 사람을 가려서 선택해야 하는데, 일차적으로 경험도 중요하지만 사람의 됨됨이가 더 중요하니 아기 보기를 천성적으로 좋아하고 아기를 사랑스럽게 여기는 사람이어야 한다. 신생아 및 영아의 경우 열경기, 태열 등 증상이 보호자에 의해서도 발생하니 돌보는 사람에 따라 아기의 건강이 달라진다고 할 수도 있을 것이다.

요즘에는 대부분 병원에서 출산을 함에 따라 난산으로 인한 고통과 위험이 많이 줄어들었다. 혹시 잘못되지는 않을까 하는 고민과 걱정은 이제 임신부나 보호자가 아니라 담당 의사의 몫이 되었다. 병원에서는 출산할 때 발생할 수 있는 상황에 대해 미리 예방과 조처를 취하고 있으며, 과거와 달리 임신부가 크게 걱정하거나 주의할 일도 많이 줄어들었다.

원활한 출산을 위해서는 임신부가 먼저 분만 과정을 이해할 필요가 있다. 특히 첫 출산이 예정된 임신부는 경험자의 말을 귀담아들어 마음의 안정을 찾는 데 도움을 받는 것이 좋다. 또한 분만 과정을 머릿속으로 그려보고 마음을 준비하는 것도 바람직하다.

평균 두 명의 아이를 출산하는 현 세대에게 분만은 일생에 두 번 정도 겪을 수 있는 아름답고 성스럽고 행복한 시간이다. 최근 들어 가족 분만에 대한 관심이 늘어 아빠의 참여도 증가되고 있으며, 진통을 이겨내고 아기 출생에 대한 행복감을 강조하는 문화가 늘어나고 있다. 분만 진행에 대해 바르게 알아야 보다 행복한 분만이 이루어질 것이다.

태교법의 총결

원문 해석

　배 속의 자식과 어머니는 혈맥이 붙어 이어져 숨 쉼에 따라 움직이므로 그 기쁘며 성내는 것이 자식의 성품이 되고, 듣는 것이 자식의 기운이 되며, 마시며 먹는 것이 자식의 살이 되니, 어머니 된 이가 어찌 유의하지 않으리오.

원문

胎教總結

腹子之母는 血脈이 牽連하고 呼吸이 隨動하야 其所喜怒爲子之性情하며 其所視聽이 爲子之氣候하며 其所飮食이 爲子之肌膚하나니 爲母者曷不謹哉리오.

임신의 상황과 그에 따른 태교의 중요성을 간략하지만 분명하게 총결하여 논하였다. 다시 논하고 논해도 부족함이 없는 구절이므로 읽고 또 읽어 마음 깊이 느끼고 새기기를 바란다.

오늘날에는 많은 사람들이 '태교'를 중요하게 생각하고 있어, 태교 관련 서적이나 제품들도 많이 판매되고 있다. 하지만 정작 실천이 부족한 경우가 많은데, 이것은 과거의 삶 가운데 자신의 몸을 잘 돌보지 못하며 오욕칠정五慾七情에 묶여서 마음의 중심을 잡지 못하고 살아온 습관 때문인 경우가 많다.

임신을 하였다면 태교에 적극적으로 힘써야 한다. 임신부의 몸가짐과 마음가짐이 태아에게 직접적으로 영향을 끼친다는 사실을 잊지 말아야 한다.

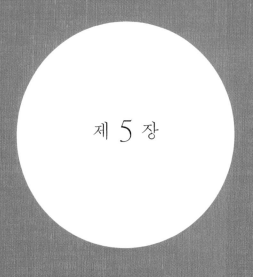

제 5 장

태교의 요점인
근신謹身할 것을 논하다

원문 해석

태교를 알지 못하면 사람의 어머니로서 부족하니 반드시 마음을 바르게 가질 것이며, 바른 마음을 갖는 법은 보고 듣는 것을 삼가고, 앉고 서는 것을 삼가며, 잠자고 먹는 것을 삼가되, 잡스럽지 않아야 한다. 잡되지 않으면 넉넉하고 능히 마음을 바로 할 수 있으니, 그것은 삼감에 있을 뿐이다.

원문

胎敎之要

不知胎敎면 不足以爲人母니 必也正心乎이며 正心이 有術하

니 謹其見聞하며 謹其坐立하며 謹其寢食하되 無襪焉則可矣
니 無襪之功이 裕能正心이로되 猶在謹之而已니라.

임신부는 말과 행동에 신중해야 한다. 각자 처한 환경이
다르다 하더라도 힘써 마음의 중심을 잡고 행실을 바로 하
는 건 임신부 모두에게 중요하다. 삼간다는 것은 자신을
내세우지 않고 자만하지 않으며 성현과 진리의 말이나 행
동에 순종한다는 뜻이다. 배우고 익혀 지성으로 능히 헤
쳐 나갈 수 있다고 자신하여도, 행여 태아에게 영향을 미
칠 수 있으니 사소한 일이라도 먼저 피하고 멀리 돌아가서
경험하지 않도록 해야 한다. 세상일이 마음먹기에 달렸고,
중심을 잡고 사는 것이 중요하다고 하지만, 임신부 자신도
모르게 보고 듣고 행하는 바에 의해 태아가 영향을 받을
수 있으니 삼가 근신함이 최선이라는 것이다.

더욱이 오늘날 다양한 정보매체들과 거리의 광고판 그
리고 사람들의 행위 등으로 임신부가 삼가야 할 부분이 더

욱 많으니 중심을 잡지 않고 생활을 할 경우, ADHD 주의력 결핍 과잉행동장애와 같이 심신이 불안정한 상태의 아이가 태어날 확률이 높다.

스스로 태교의
이치를 깨우치다

원문 해석

어찌 열 달의 수고를 꺼려 그 자식을 못나게 하고 스스로 소인의 어머니가 되겠는가. 어찌 열 달 공부를 힘써 행하여 그 자식을 어질게 하고 스스로 군자의 어머니가 되려 하지 않겠는가. 이 두 가지는 태교가 꼭 필요한 까닭이니, 옛 성인聖人이 또한 보통 사람과 크게 다른 분이 아니리오. 오직 이 두 가지에서 취하고 버릴 따름이니, 『대학大學』에서 말하길 '마음으로 정성을 다해 구하면 비록 맞지 아니하여도 멀지는 않을 것이니, 자식 기르는 방법을 배운 연후에 시집가야 한다'고 하였다.

難之而使自求

寧憚十月之勞하야 以不肖其子而自爲小人之母乎아 曷不强十月
之功하야 以賢其子而自爲君子之母乎아 此二者는 胎教之所由立
也니 古之聖人이 亦豈大異於人者이시리요. 去取於斯二者而已矣
시니 大學에 曰 心誠求之면 雖不中이나 不遠矣니 未有學養子而
后에 嫁者也라 하니라.

 무슨 일이든 그러하지만 태교의 이치 또한 스스로 깨치
지 않으면 행동으로 옮길 수 없다. 행동은 이렇게 하라, 먹
는 것은 이것이 좋다, 음악과 책은 이것을 사서 듣고 보라
고 하여도 태교를 다 한다고 할 수 없을 것이다. 또한 행실
과 먹는 것, 듣고 보는 것을 하나하나 모두 알더라도 올바
른 태교라고 할 수 없을 것이다.

 임신부 자신 스스로가 태교의 중요성을 깨우쳐서 행하

자신과 태아를 사랑하는 마음을 깊게 갖고

사사로운 감정을 조절하고

행실을 바르게 하면

바른 아이를 출산하여

행복한 가정을 일굴 수 있을 것이다.

지 않는 한, 행실만 따라 하는 것은 의미와 가치가 없다.

　태교의 중요성을 깨달아 중심을 잡고 행하면서, 자신과 태아를 사랑하는 마음을 깊게 갖고 사사로운 감정을 조절하고 행실을 바르게 하면 바른 아이를 출산하여 행복한 가정을 일굴 수 있을 것이다.

　태교를 배운 다음에 결혼한 사람은 거의 없을 것이다. 따라서 결혼 이후 임신을 하여 태교를 배우고 익히며, 태아를 위하는 정성된 마음이 있으면 진실로 통할 것이다.

　태교에 좋다고 하여 이해하기 어려운 복잡한 내용의 전문 서적을 읽거나 좋아하지도 않는 음식을 먹고, 좋아하지도 않는 음악을 듣는 등 부담스럽고 어려운 일을 한다면 오히려 태교에 도움이 되기보다는 자신과 태아에게 스트레스를 주는 일이 되고 만다. 일상생활에서 평소와 같이 생활의 중심을 잡아나가면서 평화롭고 안정된 균형을 유지하고 기분 좋은 감정 활동을 영위한다면 좋은 태교라고 할 수 있다.

태교를 권하는 말

원문 해석

  어미가 되고도 태를 기르지 아니하는 사람은 태교를 듣지 못한 것이요, 듣고도 행하지 않는 이는 스스로 행하지 않는 것이다. 천하의 모든 일이 힘써 행하면 다 이룰 수 있고 그만두려 하면 그릇되나니, 어찌 힘껏 행해도 못 이루는 것이 있으며 어찌 스스로 포기하는데 그릇되지 않는 것이 있으리오. 힘써 하면 이루어지니 어리석고 못난 사람도 어려운 일이 없고, 그만두려 하면 그릇되나니 훌륭하고 슬기로운 자도 쉬운 일이 없는 것이다. 그러니 어찌 어머니 되는 자가 태교를 힘쓰지 아니하겠는가. 『시경詩經』에서 말하길 '알지 못하였다고 한들 이미 자식을 낳아서 안았다'라고 하였다.

承上言, 求則得之

爲母而不養胎者는 未聞胎教也요 聞而不行者는 畫也니라 天下之
物이 成於强하며 墮於畫하나니 豈有强而不成之物也며 豈有畫而
不墮之物也리요 强之면 斯成矣니 下愚無難事矣오 畫之면 斯
墮矣니 上智無易事矣라 爲母者 可不務胎教乎아 詩曰借曰未知나
亦旣抱子라 하다.

태교를 마음에 두고 하면 된다는 뜻이다. 현실은 행하여
노력하면 그 이상의 결실을 얻을 수 있다. 물론 행하지 않
아도 얻어지는 바가 있긴 하다. 자연의 이치가 건강과 생
명을 위해서 자연스럽게 돌아가므로 설사 부모가 태교를
소홀히 하여도 부모보다 나은 아이가 태어날 수 있다. 하
지만 의도가 불충분하고 더욱이 부모가 태어날 때보다 건
강이 안 좋은 상태로 임신을 하게 된다면 자신보다 못한

아이가 태어날 수밖에 없다.

　사람마다 처한 위치가 다르므로 반드시 이렇게 해야 한다는 법칙은 없다. 다시 말하자면 태교를 어렵게 생각하거나 고생으로 여겨서는 안 된다. 마땅하고 당연히 해야 할 바를 하는 것이 태교이다. 많은 사람들이 임신과 태교의 중요성을 미처 교육받지 못한 상태에서 임신을 하게 되어 임신 그 자체로 하여금 뒤늦게 태교의 중요성을 피부로 느끼게 된다. 그때부터라도 살펴서 행하면 된다.

　그러나 많은 사람들이 모르기 때문에 행하지 않는 것도 있지만, 알면서 행하지 않거나 행하여도 정성을 다하지 못하니 얻은 바가 적은 것이다. 비록 내가 비천하고 어리석다고 하여도 태교에 힘쓴다면 영특한 아이가 태어날 수도 있고, 내가 조금 낫다고 하여도 게으르고 나태하면 미진한 아이를 잉태하기도 하니 태교도 부모 하기 나름이다. 어찌 이를 잘 알고서도 힘쓰지 않겠는가.

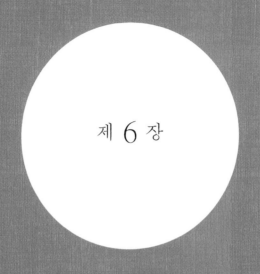

제 6 장

제1절 태교를 행하지 않았을 경우 해로움에 대하여 논하다

태교를 행하지 않았을 경우 해로움에 대하여 논하다

원문 해석

　태를 기를 때 삼가지 아니하면 어찌 자식이 재주가 없는 것뿐이겠는가. 그 형체가 온전치 못할 수 있고, 질병도 심히 많을 수 있다. 또한 태아가 유산되거나 분만할 때 난산할 수도 있다. 비록 낳아도 단명할 수 있으니 진실로 태의 기름을 그릇되게 한 원인이 있는지라 그것을 감히 나 몰라라 할 수 있겠는가. 『서경書經』에서 말하길 '하늘이 지은 재앙은 오히려 피할 수 있으나 스스로 지은 재앙은 도망가지 못한다'고 하였다.

不行胎教之害

養胎不謹이 豈惟子之不才哉리요 其形也不全하며 疾也孔多
하고 又從而墮胎難産하며 雖生而短折하나니 誠由於胎之失
養이라 其敢曰 我不知也리요 書曰 天作孽은 猶可違려니와
自作孽은 不可逭이라 하니라.

胎教新記 해설

　입태와 태교의 중요성을, 그릇된 상황에서 비롯된 신생
아의 상태를 예로 들면서 강조하였다. 분만 과정에서 난산
이나 조산 등의 어려움과 선천적인 장애 등 건강하지 못한
신생아의 상황이 주로 임신 과정과 연관이 있다며 태교를
통해서 예방하고자 하였다.

　임신 및 출산과 관련된 부인과 진찰 경험을 통해서 보건
대, 유산이나 조산 및 난산은 부모의 건강성과 밀접한 연
관이 있다. 또한 신생아 상태나 영아 시기의 건강도 마찬

태아와 소아 시기의 건강은

자연과 부모로부터 비롯되는 것이며,

태아의 불건강성을

미연에 방지하고자 하는 것이

태교의 중요한 목적이다.

가지이다. 그러므로 태교의 첫 장인 입태의 과정에서 먼저 바로 서야 안전한 태교와 출산이 가능하다. 다시 말해서 태아와 소아 시기의 건강은 자연과 부모로부터 비롯되는 것이며, 태아의 불건강성을 미연에 방지하고자 하는 것이 태교의 중요한 목적이다.

태교에서 가장 중요한 점은 임신부가 임신 기간에 온전한 마음과 정신을 갖고 안정된 생활을 하는 것이다. 건강한 입태가 이루어졌다고 하여도 임신 기간에 불편한 마음을 유지하거나, 과한 행동을 하고, 노력을 기울이지 않거나, 불규칙한 식생활과 생활 습성을 갖는 경우에는 그 영향이 태아에게 직간접적으로 미치게 되어 신생아나 소아 시기에 좋지 않은 상태로 나타나기 마련이다. 이에 부모의 상황과 임신부 상태가 그대로 태아에게 나타나므로 스스로가 행한 업業을 피할 수 없다고 한 것이다.

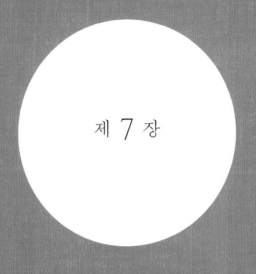

제 7 장

사술邪術에 마음이
혹惑해지는 것을 경계하다

施教新尼 원문 해석

　요즈음 자식을 가진 임신부의 집에서 소경과 무당을 불러 부적과 주문으로 빌며 푸닥거리를 하고, 불사佛事를 하여 승려에게 시주하나니, 그릇된 생각이 나면 거스른 기운이 이에 응하고 그것이 형상을 이루니 좋은 것이 없는 줄 자못 알지 못하니라.

施教新尼 원문

戒惑邪術

今之姙子之家에 致瞽人巫女하야 符呪祈禳하고 又作佛事하며 舍施僧尼하나니 殊不知邪僻之念이 作而逆氣應之하고 逆氣成象에 而罔攸吉也니라.

이치에 맞지 않는 행위와 방법으로는 건강한 기운을 얻을 수 없다는 것을 논하였다. 당시 불사에 대해 부정적 생각을 가졌던 것은 아마도 유교를 숭상했던 조선의 한 입장이라고 생각할 수 있다. 또한 사이비 종교의 폐단이 있었던 시대 상황을 반영한 내용이라고 생각된다.

오늘날도 이와 비슷한 일은 여전히 성행하고 있다. 특히 불임 부부는 오직 임신 그 자체를 목적으로 하여, 온갖 방법을 통해서 임신을 이루고자 한다. 다시 말해서 자신의 건강성을 담보로 하지 않은 불임 시술이나, 부부가 태아에게 미치는 전체적인 기전과 상황을 인지하지 못하고 단지 양정兩精의 결합이라는 수정만을 생각하여 아이를 갖고자 하는 것이다. 정도正道가 아닌 길에서 갖게 될 태아의 건강성이 우려되는 부분이다.

일차적인 보호 본능의 동물적인 감각도 잃어버리고 기계적인 임신만을 생각하는 것은 태교의 이치에 맞지 않는다. 건강하지 못한 몸의 상태는 놓아둔 채 임신만을 바라는 건 자신의 만족일 뿐 태아에게 결코 이롭지 않다.

사사로운 마음을 경계하다

원문 해석

　성품에 시샘이 많은 부인은 여러 첩의 자식 있음을 꺼리고 혹한 집에 두 임신부가 있으면 위아래 동서 사이에도 사이가 좋지 않으니 마음가짐이 이러고서야 어찌 낳은 자식이 재주가 있고 또 오래 살기를 바라겠는가. 내 마음이 하늘이니 마음이 착하면 하늘에서 주시는 것도 착하고 그것이 손자나 자식에게 미치나니 『시경詩經』에서 이르길 마음이 즐겁고 편안한 군자는 복을 구함에 삿된 일을 아니 한다'고 하였다.

戒在邪心

性妒之人은 忌衆妾有子하고 或一室兩姙婦이면 姒娣之間에
도 亦未相容하나니 持心如此요 豈有生子而才且壽者요 吳心
之天也라 心善而天命善하고 天命善而及于孫子하나니 詩曰
豈弟君子여 求福不回라 하니라.

■ 해설

　아이 가지고 남과 비교하지 말라는 것이니, 시기하는 마
음이 생기는 이유가 주로 이에서 비롯되기 때문이다. 임신
부는 자신을 중심으로 하여 바라보고 삶을 꾸려나가야 하
는데 태교에서도 마찬가지이다. 남들이 다 좋다고 하여도
자신과 맞지 않을 수 있고, 비싼 비용을 들여 태교를 해야
만 하는 것도 아니다. 무릇 태아에게 정성을 쏟을 마음가
짐이 있다면 자신의 처지와 상황이 어떠하든 긍정적으로
살펴서 행할 수 있을 것이다.

무릇 태아에게 정성을 쏟을

마음가짐이 있다면

자신의 처지와 상황이 어떠하든

긍정적으로 살펴서

행할 수 있을 것이다.

첩에 대한 내용은 당시 시대 상황에서 비롯된 것인데 당시 여성관은 한계를 가질 수밖에 없었다. 오늘날 위와 관련하여 특히 주의할 점이 있다면 결혼을 한 임신부가 자신의 처지를 남과 비교하는 것이다. 그래서 자신의 결혼 생활을 불행하다고 생각하고 잘못된 결혼이라고 여겨 임신에 대해서도 부정적인 마음을 가질 수 있다. 이런 상태가 지속되면 태아도 불안정한 상태가 되어 건강한 아이로 태어나기가 힘들지 않겠는가. 임신부는 부정적인 마음을 정리하여 안정된 임신 생활이 될 수 있도록 해야 한다.

태어난 자녀의 건강은 부모의 건강 상태에서 비롯되니 부모가 건강한 가운데 입태를 하면 태아 또한 건강하다는 것을 잊지 말고, 가능한 건강한 상태에서 임신을 할 수 있도록 건강을 증진하는 노력이 필요하다.

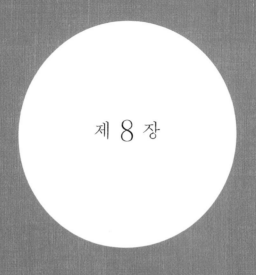

제 8 장

태아를
잘 길러야 하는 이유

원문 해석

　의원이 말하기를 '어머니가 찬寒 병을 얻으면 아이도 차가워지고, 어머니가 더운 병을 얻으면 그 태아도 더워진다'고 하였으니, 이런 이치를 깨달아야 할 것이다. 자식이 어머니 배 속에 있는 것은 오이가 그 넝쿨에 달려 있는 것과 같은지라, 젖으며潤 마르며燥 설며生 익음熟이 바로 그 뿌리가 물을 대주고 아니 대주고에 달려 있다. 어머니가 몸을 잘 보살피지 못하고도 능히 태아를 길러내고, 태아를 잘 기르는 법을 얻지 못하고도 자식이 능히 재주 있고 오래 사는 자를 내 일찍이 보지 못하였노라.

養胎之所當然

醫人이 有言曰 母得寒兒俱寒하며 母得熱兒俱熱이라 하니 知此理也댄 子之在母는 猶瓜之在蔓이라 潤燥生熟이 乃其根之灌若不灌也니 吳未見母身不攝而胎能養하며 胎不得養而子能才且壽者也케라.

임신 중에 태교를 잘해야 하는 이유를 재차 설명하였다. 태교를 하는 이유는 무엇보다 건강한 아이를 갖기 위함이다. 임신부가 건강한 생활 습관을 갖추지 못하여 찬 것을 즐기거나 뜨거운 것을 즐기면 그 아이 또한 부모의 성향을 받아 그런 기질이 나타날 수 있다. 또 부모가 질병에 걸린 상태로 있으면 이런 상황이 유전되어 아이 또한 질병에 걸리기 쉽기 때문에 태교를 통해서 건강성을 유지하도록 해야 한다. 만약 부모가 심각하게 건강하지 못하면 불임 상

부모가 질병에 걸린 상태로 있으면

이런 상황이 유전되어

아이 또한 질병에 걸리기 쉽기 때문에

태교를 통해서

건강성을 유지하도록 해야 한다.

태가 되어 임신이 잘 이루어지지 않을 뿐 아니라, 설사 정상적인 임신과 출산을 하여도 아이는 생명의 근원이 되는 기운이 심각하게 훼손될 가능성이 높아 건강하거나 장수하기가 힘들다. 건강하게 장수하는 사람들도 잘 살펴보면 단지 생활 습관이나 환경이 좋아서가 아니라 태어난 기운이 남과 분명히 다르다. 이는 부모의 건강한 기운을 받아 입태하였기 때문이다. 이와 다르게 20, 30대 중한 질병 환자의 대부분은 선천적인 유전과 관련되어 병이 생기는 바, 태교야말로 진정으로 중요하다.

오늘날 많은 사람들이 자녀의 후천적인 교육에 열정적으로 투자하며 지원하는데 이것은 한계를 가지고 있다. IQ 등이 선천적인 영향의 지배를 벗어나지 못하기 때문이다. 선진국일수록 합리적으로 평등한 교육을 실시하는데 이는 사람마다 각자 타고난 자질과 능력을 존중하기 때문이다.

태어나면서 명확한 한계를 갖는 것이 두뇌와 자질이다. 이를 과대평가함으로써 막대한 시간적, 금전적 낭비를 하고 있는 것이 오늘날 초등학생 이하의 교육 현실이다. 그것의 100분의 1, 1,000분의 1의 마음만이라도 태교에 정성을 다한다면 출생 이후 아이의 습관과 자세 및 두뇌력, 심신의 상황이 확연히 달라질 것이다. 즉, 영재교육에서도 태교가 중요한 시금석이 된다는 것이다.

태교를 행하지 않는 것을
탄식하다

宗敎 원문 해석

　쌍둥이의 얼굴이 반드시 같은 것은 진실로 태의 양육이 같기 때문이요, 한 나라 사람의 버릇과 숭상함이 서로 같은 것은 태아를 기를 때 먹는 음식이 가르쳐 된 것이요, 한 세대의 기품과 골격이 서로 가까운 것은 태아를 기를 때 보고 듣는 것이 가르쳐 된 것이니, 이 세 가지는 태교에서 비롯된 바이다. 군자가 태교를 해야 할 까닭이 이렇듯 명백한 데도 오히려 행하지 않으니 내 그 까닭을 알지 못하겠다.

養胎之所已然又歎其不行

孿子面貌必同은 良由胎之養이 同也요 一邦之人의 習尙相近은

養胎之食物이 爲敎也요 一代之人의 稟格相近은 養胎之見聞이

爲敎也니 此三者는 胎敎之所由見也니라 君子ㅣ 旣見胎敎之如是

其皦요 而猶不行焉하나니 吾未之知也로라.

  쉽게 태교를 논하지만 실제 태교를 하는 경우는 드물고
잘하는 경우는 더욱 드물다. 매스컴에서 태교의 중요성을
언급하고 강조함에도 불구하고 그렇다. 아직 경험하지 않
고 깊이 숙고하지 않아서 피상적으로만 이해할 뿐 실제를
잘 모르기 때문이라고 본다.

  사람의 됨됨이와 기풍이 태교에 의해서 다르게 되고, 건
강과 골격의 상태 또한 그러함을 지금껏 재차 강조하였다.
태교를 위해서 책을 몇 권 읽거나 CD를 보고 듣는 것으로

하나의 작은 변화가

둘, 셋의 변화를 낳는다.

그러므로 태교를 할 수 있도록

뒷받침하는 사회적인 제도 마련이

필요하다.

머무는 경우가 많고, 직장인의 경우는 더욱 그렇다.

직장 여성의 경우, 직장 생활을 하면서 태교를 강조하다 보면, 그 자체가 스트레스가 되고 많은 짐이 되기도 한다. 태교를 해야만 한다는 부담감이 오히려 부작용으로 작용할 수 있다. 임신부 스스로 할 수 있는 만큼 하는 것이 중요하다.

하나의 작은 변화가 둘, 셋의 변화를 낳는다. 그러므로 태교를 할 수 있도록 뒷받침하는 사회적인 제도 마련이 필요하다. 향후에는 직장인의 산전 산후 휴가도 좋지만 태교를 위한 안정된 생활이 보장되어야 할 것이다.

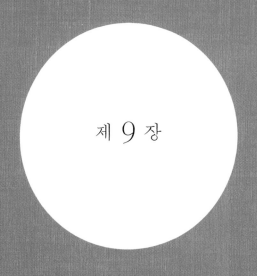

제 9 장

제1절 옛사람이 태교를 충실히 하였다는 것을 말하여
　　　　전편前篇의 내용을 상기시키다

옛사람이 태교를
충실히 하였다는 것을 말하여
전편全篇의 내용을 상기시키다

원문 해석

　태교를 가르치지 아니한 것은 오직 주나라 말기부터이다. 옛날에는 태교의 도리를 옥판에 써서 금궤에 넣어 나라 사당宗廟에 두어서 훗사람의 경계로 삼았는데, 주나라 시조 문왕의 어머니 태임太任께서 문왕을 배었을 때 눈으로는 사기邪氣한 빛을 보지 아니하시며, 귀로는 음란한 소리를 듣지 아니하시며 입으로는 오만스러운 말을 내지 아니하셨다. 문왕을 낳으니 밝고 성스러우시거늘 태임께서 가르치시되 하나를 가르치면 백 가지를 아시더니 마침내 주나라의 으뜸가는 임금이 되었다. 또 문왕의 아내요 성왕의 어머니인 읍강께서 성왕을 몸에 배었을 때, 서 있을 때

한 발에만 힘주어 서지 아니하시며 앉을 때 조심스럽게 앉아 몸을 기우뚱거리지 아니하시며 혼자 있을 때에도 자세를 거만하게 취하지 아니하시며 비록 성나도 꾸지람을 아니 하시었다 하니 이것이 태교를 이름이니라.

胎教新記 원문

199
—
제
9
장

引古人已行之事以實一篇之旨

胎之不教는 其惟周之末에 廢也니라 昔者에 胎教之道를 書之玉版하야 藏之金櫃하야 置之宗廟하야 以爲後世戒라. 故로 太任이 娠文王하사 目不視邪色하시며 耳不聽淫聲하시며 口不出敖言이러시니 生文王而明聖하시늘 太任이 教之하시되 以一而識百이러시니 卒爲周宗하시고 邑姜이 姙成王於身하사 立而不跛하시며 坐而不蹉하시며 獨處而不踞하시며 雖怒而不詈하더시니 胎教之謂也러라.

주나라 문왕의 태교에 대해서 논하였다. 조선 때 학자들은 공자 사상의 영향을 주로 받아 요순과 은나라, 주나라를 이상적인 국가로 여겼다. 문왕의 어머니 태임은 절제 있는 태교를 말하였는데 공자의 가르침에 충실한 태교의 본보기라고 할 수 있다.

절대적인 진리가 아닌 이상, 과학과 학문은 변화하기 마련이다. 태교도 마찬가지이다. 여기에서 논한 부분도 건강상 중요한 필요 부분의 취지와 원칙을 취하고, 현재 시대 상황에 맞게 태교를 이루어야 할 것이다. 정성된 마음과 안정되고 근신하는 자세를 취하는 바탕은 오늘날 우리가 마땅히 본받아야 할 일이 아닌가 한다.

임신을 한 이후에도 자신의 처지를 모른 채, 외부의 자극과 상황에 항시 노출되어 칠정의 감정이 오르내린다면 태아의 심신이 안정되지 않을 것이며, 이런 상황에서 태어난 아이가 바른 정신과 상태로 살아가기는 힘들 것이다. 오늘날 초중고생의 30%가 정신장애 수준이라는 통계는 유아 시기부터 불안정하고 불건강한 환경에 노출되어 발

정성된 마음과

안정되고 근신하는 자세를 취하는 바탕은

오늘날 우리가 마땅히 본받아야 할

일이 아닌가 한다.

생하기도 하지만 그 이면에는 임신 시기부터 내재된 원인에 따른 결과이기도 할 것이다.

그러므로 심신의 안녕을 위해서 주나라 문왕의 어머니와 같이 근신하고 절제할 필요는 없다고 하더라도, 무엇보다 마음에 중심을 잡아 놓치지 말며, TV · 인터넷 · 영화 등을 통한 외적인 자극을 피하고, 남의 탓과 험담을 일삼는 불량한 심성을 갖는 사람도 피하고, 해를 미칠 수 있는 일도 삼가 피하여 근신하는 것이 좋다.

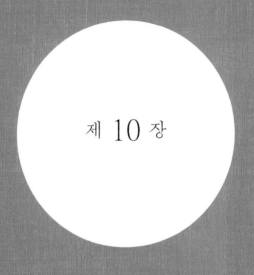

제 10 장

제1절 태교의 본_本을 거듭 강조하다

태교의 본本을
거듭 강조하다

胎教 원문 해석

　태교에 이르길 '본디 자손을 위해서는 아내를 맞거나 딸을 시집보낼 때에 반드시 효도하고 공손한 사람과 대대로 의로운 일을 행한 사람을 가려 선택해야 한다'라고 하니, 군자의 가르침은 본바탕을 이루는 데 앞서지 않거늘 그 책임이 그 부인에게 미치는 고로, 어진 자를 고르고 모자란 자를 가르치는 것은 자손을 위하여 염려하는 바이니, 진실로 성인聖人의 도리를 잘 알지 못하면 그 누가 능히 참여할 수 있겠는가.

胎教
新紀 원문

責丈夫使婦人因而極贊之

胎教에 曰 素成은 爲子孫호되 婚妻嫁女에 必擇孝悌와 世世

有行義者라 하니 君子之教 莫先於素成이어늘 而其責이 乃在

於婦人이라, 故로 賢者를 擇之호되 不肖者를 教之는 所以爲

子孫慮也니 苟不達聖人道者면 其孰能與之리요.

胎教
新紀 해설

태교를 하는 목적은 무엇인가. 자손이 잘되기를 바라는

마음이다. 진실로 태아와 자손을 위한다면 태교를 어찌 안

할 수가 있겠는가. 당시 조선 사회에서 임신이란 여성의 짐

이 되었으니 여기에서도 여성에 대한 가르침을 위주로 삼

았다. 실제 입태 이후부터 여성은 임신부가 되어 태교의 중

심에 있으니 그 책임이 있다고 해도 과언이 아니다. 하지만

남편도 태교에 책임이 있는 바, 아내가 태교를 잘할 수 있

도록 헤아려 심혈을 기울여야 한다. 또 태아를 위해서 책을

읽어 주거나 말을 걸어 주거나 같이 산책이나 음악 듣기를 하는 것도 태교를 위한 좋은 행동이라 할 수 있다.

남편의 부적절한 언행은 아내에게 좋지 않은 자극이 되고, 이로 인해서 태아에게 나쁜 영향을 미치니, 태교를 잘하고 못하고의 책임은 임신부에게만 있지 않고 부부 모두에게 있다.

『태교신기』 해설을 마치면서

필자가 진료를 할 때 가장 주의를 기울이게 되는 환자가 있습니다. 바로 임신과 관련된 환자입니다. 평생의 밑거름인 토대와 기저基底가 되고 일평생을 어느 정도 좌우할 수 있는 임신을 중시하는 것은 당연한 의학적 본분이라고 봅니다.

부부가 아이를 갖기 이전의 상태에 따라서 임신 가능성 여부와 유산 여부, 태아의 건강 상태 정도 등이 좌우됩니다. 또한 삶에서 다양하고 폭넓은 차이를 보이는 개개인의 의식 수준과 두뇌력이나 마음과 육체의 건강 정도가 임신 이전에서부터 태교에 이르는 기간에 어느 정도 결정된다고 보입니다. 그 결정 수준의 정도는 절대적이며 그 범위는 대략적으로 알려진 바에 따르면 30% 선입니다. 남은 70%가 출생 이후 3세 이전에 그리고 80, 90년의 일생을 걸쳐서 만들어집니다.

70%가 인생 경험을 통해서 얻어지는 결과라는 점에서 시간적, 물질적으로나 시공간적으로 태교 시기와는 큰 차이가 있습니다. 하지만 무엇보다 임신과 태교는 한 사람의 인생에서 밑그림을 그리는 시기이므로 한평생 살아가면서 얻어지는 경험이 다릅니다. 다시 말해서 임신과 태교는 기저에서 그려지는 설계 도면이거나 집을 짓고자 하는 토대인 땅이라고 할 수 있습니다.

지을 땅이 정해져 있다는 것은 그 땅이 어떠한가에 따라서 지어질 구성과 내용이 달라진다는 것을 의미합니다. 예를 들어 모래밭이나 산간 혹은 도시와 농촌, 열대 지방이나 시베리아 지방 등 그 장소에 따라 지어질 건축 양식이 달라질 것입니다. 많은 위대한 철학자, 예술가, 학자, 혹은 성현들은 태어난 것에 기초하여 일가一家를 이룰 수 있었습니다.

물론 태교에도 한계는 있습니다. 부모가 변화해야 한다는 것, 확장하고 성숙해야 한다는 것이 쉽지 않을 것입니다. 그러함에도 불구하고, 태교 시기가 가장 중요한 것만은 틀림없습니다. 특별히 부모로서 최선을 다해서 태교에 힘써야 할 때를 따진다면 잉태하기 이전의 시기라고 분명히 말할 수 있습니다. 부모가 어느 정도 건강하다면 태교를 실천함으로써 어느 정도 신체적으로 정신적으로 건실하고 건강한 아이를 잉태할 수 있습니다. 무엇보다 부모의 작은 변화는 태아에게 큰 변화를 일으킵니다. 물론 생후에는 자신의 의지와 활동 능력, 경험 그리고 보호자나 교육자의 역할과 도움에 따라서 크게 달라질 수 있습니다. 하지만 누구나 그 기저는 태어남에서 비롯되었다는 것입니다. 체질과 성향, 장점과 단점, 건강성의 정도, 질병의 양상 등이 태어남에서 기초하여 그 틀이 유지됩니다.

태교 시기는 임신 이전 1년을 포함하여 2년 전후라고 할 수 있습니다. 그 가운데 임신 이전의 상태를 가장 중시합니다. 임신 중의 태교도 물론 중요하지만, 입태에 이르기까지의 과정인 사전 태교를 더욱 중시하는데 그 이유는 생명공학, 유전자공학과 연결 지어 생각해 보면 알 수 있습니다. 그 토대가 임신이 가지는 장대한 역할입니다.

필자는 임신과 관련된 의료 기술을 기초로 하여 건강한 임신을 이룰 수 있는 실질적인 조력자로서 도움이 되고자 합니다. 그리하여 건강하게 태어나, 바르고 훌륭하게 성장할 수 있는 힘을 갖춘 아기들이 태어나는 데 힘이 되고 싶습니다.

개정판

부부가 함께 읽는 태교의 고전

태교신기

개정판 1쇄 발행 2020년 7월 31일
초판 1쇄 발행 2010년 11월 1일

원저 사주당
편저 최희석
펴낸이 채종준
기획 · 편집 신수빈
디자인 홍은표
마케팅 문선영 · 전예리

펴낸곳 한국학술정보(주)
주 소 경기도 파주시 회동길 230(문발동)
전 화 031-908-3181(대표)
팩 스 031-908-3189
홈페이지 http://ebook.kstudy.com
E-mail 출판사업부 publish@kstudy.com
등 록 제일산-115호(2000. 6. 19)

ISBN 979-11-6603-020-8 03510